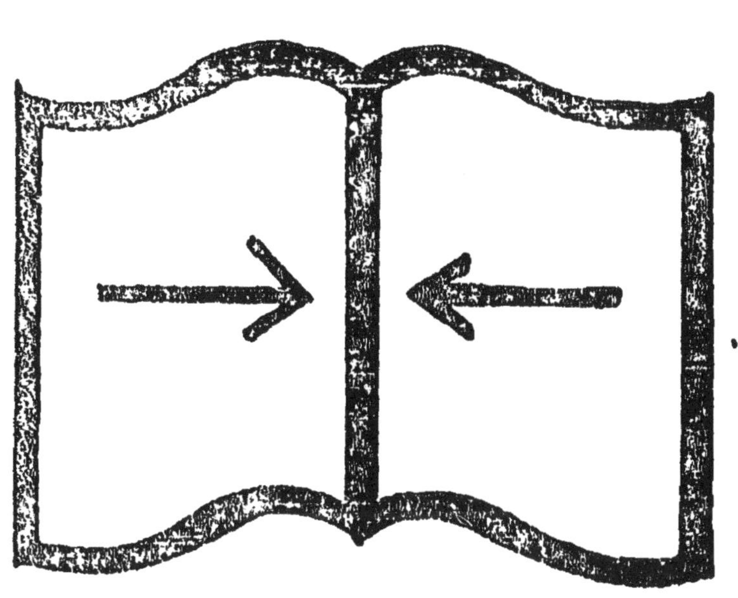

RELIURE SERREE
Absence de marges
intérieures

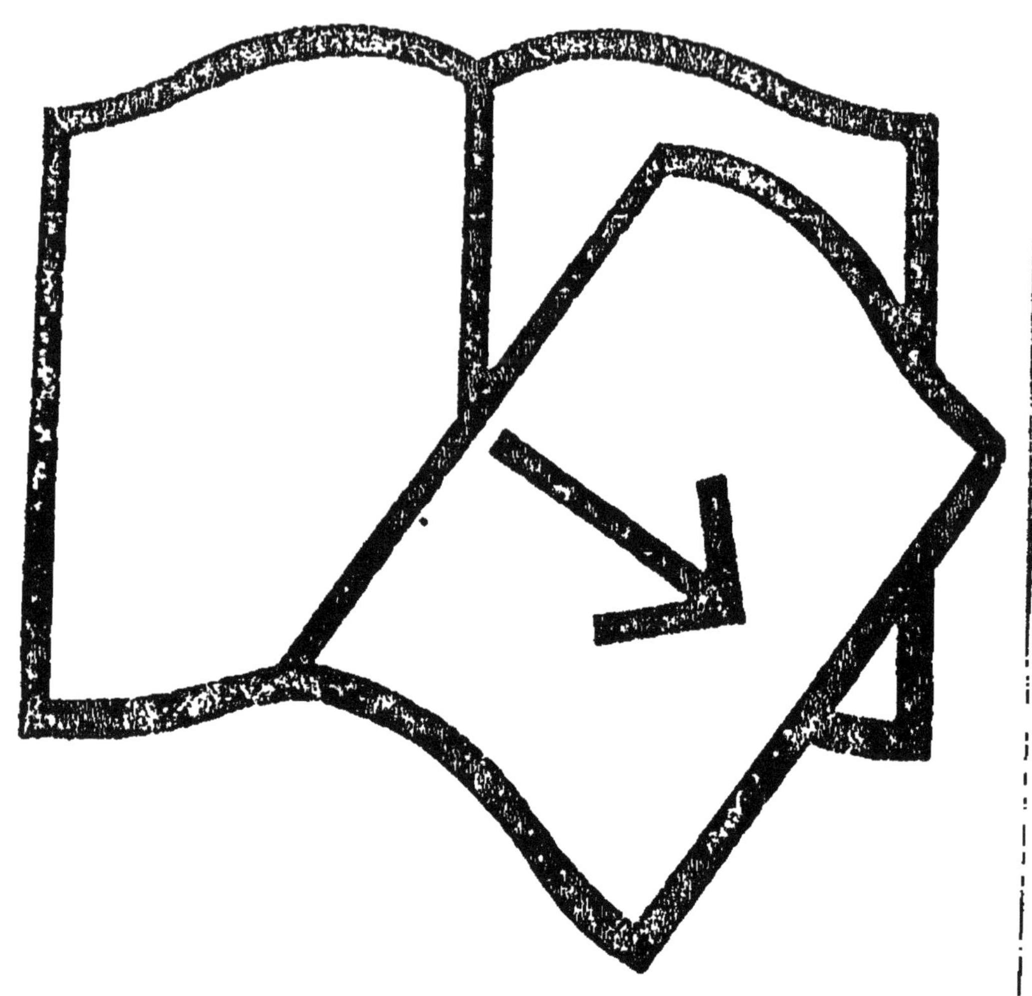

Couvertures supérieure et inférieure manquantes

Pour devenir Médecin

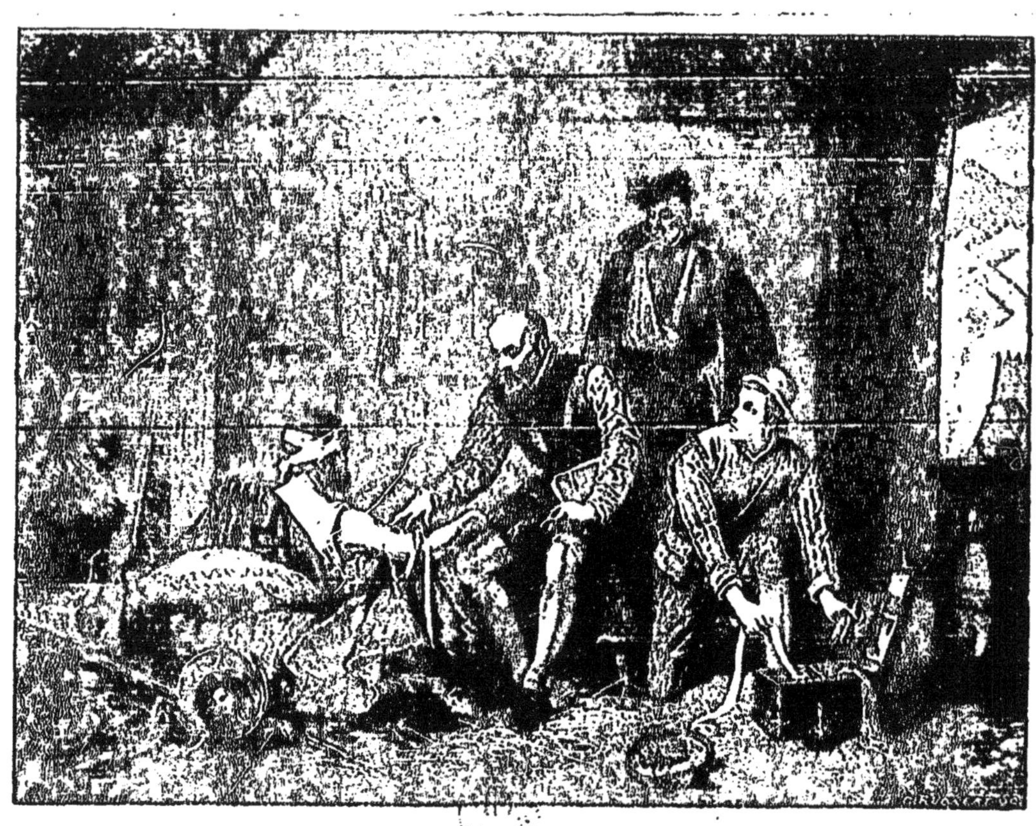

Ambroise Paré pansant un blessé, de Hamman. (D'après la gravure éditée par M. Barbot.)

LES LIVRES D'OR DE LA SCIENCE

Pour devenir Médecin

PAR

Le Dr MICHAUT

Avec 37 Figures dans le texte
quatre Planches en couleur hors texte
et une carte coloriée

DESSINS DE A. COLLOMBAR

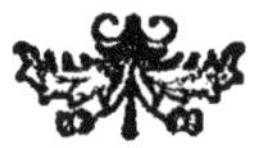

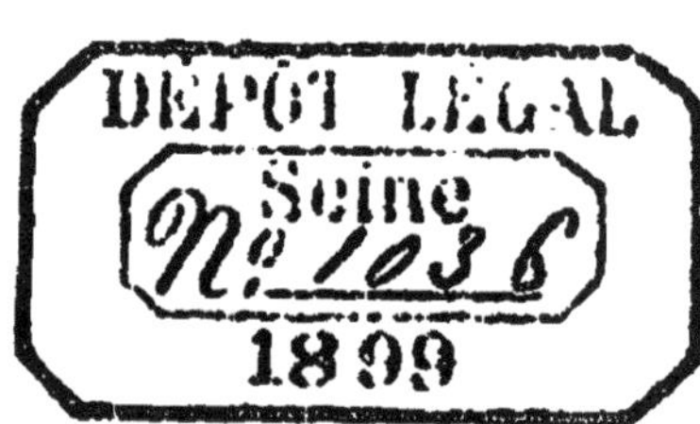

PARIS
LIBRAIRIE C. REINWALD
SCHLEICHER FRÈRES, ÉDITEURS
15, RUE DES SAINTS-PÈRES, 15
1899

Au Docteur DUGUET

Membre de l'Académie de Médecine, Médecin de l'Hôpital Lariboisière,
Professeur agrégé de la Faculté de Médecine de Paris,
Officier de la Légion d'Honneur.

qui a donné à la France tant de bons élèves et d'excellents médecins.

Hommage respectueux.

Dr MICHAUT.

INTRODUCTION

« La chose la plus importante à toute la vie, dit Pascal, c'est le choix du métier. Le hasard en dispose. » Remplaçons, si vous voulez, ce que le vocable de *métier* a de suranné par le mot plus moderne de *profession*, et annonçons bravement que ce petit livre ne vise à rien moins qu'à combattre le hasard et, si possible, à le détrôner au profit de la réflexion. Réfléchir à la profession qui s'adaptera le mieux aux aptitudes que vous reconnaissez en vous, est déjà un effort considérable pour un homme arrivé à la plénitude de l'exercice de ses fonctions cérébrales, et c'est cependant ce que nous exigeons de nos enfants, à peine sortis du lycée. Cette tâche est sans doute au-dessus de la légèreté d'esprits qui viennent d'être pétris par les maîtres de l'enseignement secondaire, un peu tous selon le même modèle et sans tenir compte de l'originalité de chacun. Aussi la plus grande part de ce travail incombe-t-elle aux parents. C'est aux parents à diriger le choix du jeune homme, au moment où il est appelé à opter entre les différentes carrières qui s'offrent à son activité. Diriger n'est pas ici synonyme de contraindre, mais d'éclairer. Observer, deviner au besoin les dons intellectuels qui vont se développer chez le jeune homme, est l'œuvre du pédagogue. En France, presque toujours ce sont les parents qui dirigent l'étudiant vers telle ou telle profession, tenant malheureusement plus souvent compte de leurs goûts personnels, de certaines convenances sociales ou même de certains préjugés de vanité que des goûts et des aptitudes du jeune homme. Quand l'enfant est laissé libre, il commet également des fautes inévitables à son inexpérience et à son ignorance de ce que peut être la profession qu'il n'entrevoit qu'à travers le voile doré d'une imagination prompte à s'illusionner. C'est donc en effet presque toujours le hasard, des circonstances futiles, le préjugé qui s'attache encore à la gloriole de certaines professions libérales, qui président au choix d'une carrière.

Il est presque aussi difficile d'éviter le danger d'une trop prépondérante influence des parents sur le choix de l'étudiant que l'écueil aussi dangereux de la liberté entière accordée au jeune homme qui l'emploie mal en général. Eclairer ce choix, en laissant, avec la responsabilité, la libre volonté du jeune homme s'affirmer dans ce premier acte de sa vie civile, est un idéal auquel les parents doivent tendre, sans pouvoir espérer jamais l'atteindre complètement.

Exercer une profession sans goût, sans aptitudes, c'est se vouer à une existence malheureuse. Le hasard ne devrait donc avoir aucune part dans le choix d'une profession. Le jour où l'étudiant, échappé des épreuves du baccalauréat, prononce cette phrase : « *Je veux faire ma médecine* », il faut qu'il sache ce que sont les études médicales et surtout ce que c'est que la profession qu'il veut embrasser. Aucune illusion ne doit rester dans son esprit sur les obstacles qu'il va rencontrer dans le chemin qu'il a librement choisi. Ne pouvant essayer d'exercer son état avant d'avoir conquis son diplôme, il faut qu'il soit amplement renseigné sur tout ce qui touche à la médecine et à l'état de médecin.

Ce n'est même pas une raison qui doive paraître suffisante aux parents que tel ou tel membre de la famille puisse lui aplanir la voie, parce que lui-même l'a déjà parcourue. On peut se succéder de père en fils dans un commerce et personne ne trouvera mauvais que Monsieur X., épicier, prenne son fils comme associé, puis lui laisse la direction de sa maison de commerce. En est-il de même dans les carrières où des aptitudes spéciales sont nécessaires pour réussir? Nous ne le croyons pas.

Il ne faut pas perdre non plus de vue qu'il y a deux parties dans l'existence d'un médecin : les études médicales et la *profession médicale*, ou si on le préfère : la science ou les sciences médicales si passionnantes à étudier et l'art médical si souvent ingrat et parfois pénible à exercer. Il est difficile de n'avoir aucun goût pour les études médicales et surtout pour la vie de loisirs qu'elles procurent. Mais sur la quantité d'étudiants combien sont destinés à devenir de bons médecins, aimant leur profession ? Aptes *à aimer l'art médical non pour ce qu'il rapporte, mais pour lui-même*, comme le dit J.-L. Petit.

Être renseigné sur la profession qu'on désire exercer, savoir si cette profession est bien en rapport avec vos goûts et vos capacités intellectuelles, en ce qui concerne la médecine, c'est ce à quoi vise ce livre.

§ Ier. — De la profession médicale en France.

« A l'heure actuelle, il y a environ 10.000 étudiants en médecine répartis dans les diverses Facultés de France. En 10 ans, le nombre des étudiants a doublé. Rien qu'à la Faculté de médecine de Paris, sur une population totale de 5.144 étudiants, l'effectif des étrangers est de 1.002 dont 833 hommes et 169 femmes. Les étudiantes françaises ne sont que 24. Voilà des chiffres indiscutables. « *Voilà ce qui doit donner à réfléchir*, a « dit le professeur Brouardel au Conseil général « des Facultés. Or, ajoutait-il, le nombre des « médecins double ; d'ici 10 ans, celui des méde- « cins malheureux aura certainement triplé. »

Le public connaît les célébrités médicales dont la renommée pénètre dans nos lycées et nos établissements d'instruction secondaire et y va éveiller de jeunes ambitions. La renommée d'un Péan, la fortune qu'on lui attribue, les honneurs qu'il a recueillis ont déterminé plus de vocations médicales que le goût des sciences biologiques ou le désir de se vouer à une profession utile à l'humanité entre toutes. Le lycéen est enthousiasmé à la pensée d'occuper dans la société un rang qu'il rêve prépondérant, en comptant les médecins connus, les médecins députés ou les médecins qualifiés de princes de la science. Il serait aussi utile de lui montrer la liste des médecins qui abandonnent leur profession, parce qu'elle ne suffit pas à les faire vivre, et même ceux qui abandonnent la vie, parce qu'ils ne se sont préparés qu'à une seule profession, sans savoir s'ils y sont aptes et sans tenir compte de son encombrement qui ne rend la lutte possible qu'aux mieux armés. Il y a quelques années, le doyen de la Faculté de médecine de Paris, effrayé par le nombre croissant d'étudiants qui se faisaient inscrire, poussait un cri d'alarme. Les examinateurs, convaincus eux aussi de cet encombrement médical, se montraient d'une sévérité inaccoutumée. L'empereur d'Allemagne, Guillaume II, ému, également, par cette masse débordante de jeunes gens qui encombraient les Universités allemandes en affirmant leur intention de suivre les cours pour devenir médecins praticiens, proclamait, dans une lettre publique, que l'Etat pourrait bien délivrer des diplômes, mais qu'il ne se chargeait pas de procurer des clients. En conséquence, l'Empereur prévoyant indiquait le danger qui résulterait de cette éclosion de médecins se trouvant tout à coup trop nombreux pour avoir une clientèle suffisante, et, très sagement, il engageait les familles à détourner leurs fils de la carrière médicale. C'était là un symptôme grave. Un doyen de Faculté, un Empereur se donnant la peine de parler aux intéressés du haut de leur autorité, dans l'intérêt de la jeunesse des écoles, ces avertissements auraient dû avoir une grande valeur aux yeux des pères de famille qui, sans considérer l'état de pléthore de la profession médicale, voulaient faire de leurs fils des médecins. Il semble que, dans le public, on n'a pas tenu assez compte de ces avertissements, et la profession médicale continue à être de plus en plus encombrée. Tous s'en plaignent.

Quelques chiffres pris au hasard dans la statistique si concluante qu'on pourrait fournir, donneront une idée de l'état d'encombrement dont continuent à souffrir les professionnels. Depuis 1887 le nombre des étudiants en médecine a doublé; il était de *6.212* en 1891, en 1896 il est de *8.485; soit 2.000 en plus*. En 1882, il y avait à la Faculté de Paris 4.698 étudiants ou médecins inscrits; en 1895, 5.612 étudiants se firent inscrire à cette même Faculté. Ajoutons que les officiers de santé eurent le droit de transformer leur titre en celui de *docteurs*, ce qui vint encore augmenter dans une notable proportion la concurrence professionnelle. En 1883, il y a eu, au concours de l'Internat des hôpitaux de Paris, 317 candidats inscrits et 57 internes nommés; en 1894, 548 candidats se firent inscrire, 58 furent nommés au concours. En 1898, 558 candidats s'inscrivirent pour 70 places d'internes. En 1872, il y eut deux concours pour 6 places de médecins des hôpitaux : 67 candidats seulement se firent inscrire; en 1895, il y eut trois concours pour 9 places, 283 candidats se firent inscrire. En 1898, 75 candidats se firent inscrire au dernier concours pour 8 places vacantes. Nous pourrions continuer, en donnant le nombre des candidats pour les différents concours de la Faculté et de l'Assistance publique ; ces quelques chiffres nous paraissent suffisamment éloquents.

Ce qui l'est plus, c'est l'institution du concours pour les docteurs qui désirent être médecins de bienfaisance. Il y a quelques années, il suffisait d'adresser une demande et d'être agréé par ses confrères faisant déjà partie du Bureau de Bienfaisance ; actuellement, pour quelques places, un nombre toujours plus considérable de candidats se présente aux épreuves, — cela pour obtenir une situation qui rapporte 600 francs par an. Certaines sociétés de bienfaisance privées voient des centaines de demandes leur parvenir, quand un médecin fait défaut. Ces remarques ont leur valeur, personne n'oserait en douter.

Partout s'élèvent des plaintes, partout se fait sentir la crise que traverse cette classe de travailleurs intellectuels de notre fin de siècle. La nouvelle loi militaire, offrant certains avantages aux jeunes gens qui se destinent à être médecins, a encore aggravé cet état de choses, si bien qu'à notre époque la concurrence dans la profession médicale est devenue telle qu'au point de vue purement matériel les profits d'un grand nombre de médecins sont devenus inférieurs à ceux des petits fonctionnaires subalternes du gouvernement qui sont les moins rétribués, ou aux appointements touchés par de modestes employés de grandes administrations.

L'enquête sur l'état de la médecine au point de vue pécuniaire, est assez difficile à faire. Mais la création de nombreuses sociétés de secours professionnels, de syndicats médicaux, d'associations amicales de médecins, toujours dans le même but avoué ou mal dissimulé de venir en aide d'une façon plus ou moins insuffisante à ceux par trop déshérités et misérables, est un argument irréfutable en faveur de la thèse que nous défendons : thèse qui n'a plus besoin d'être défendue : *la quantité des médecins fournis par nos Facultés n'est pas en rapport avec la quantité de malades qu'ils peuvent avoir à soigner.*

La loi a prévu l'encombrement possible de la carrière du notariat, par exemple. Dans chaque localité, il n'y a de places que pour un certain nombre de notaires. L'Etat reste imprévoyant pour la carrière médicale.

Non seulement l'Etat qui délivre des diplômes de docteur, n'apporte aucune limite dans l'exercice de la profession médicale, mais il est impuissant à protéger cet exercice. Il n'existe qu'environ 3.000 médecins pratiquant à Paris, mais il existe 2.000 pharmaciens-herboristes qui tous, sans avoir la peine de poser un diagnostic ou d'écrire une ordonnance, délivrent des médicaments sans que le médecin légitime, par sa signature, l'emploi des médicaments. Or, d'après de récents procès, la délivrance de *médicaments composés* par le pharmacien, *sans ordonnance médicale*, ne constitue pas *un délit* qu'on puisse qualifier *d'exercice illégal de la médecine*. D'où il résulte que les 3.000 médecins exerçant la médecine à Paris ont pour concurrents 1.100 pharmaciens. Ce qui revient à dire plus exactement que 5.100 personnes patentées et diplômées, soit à l'Ecole de Pharmacie, soit à l'Ecole de Médecine, pratiquent la profession médicale à Paris.

Outre cette concurrence de la part des pharmaciens, qui ont tout avantage à vendre les spécialités dont ils sont les inventeurs, sans le contrôle des médecins, il existe à Paris environ 1.500 personnes appartenant au sexe masculin ou féminin qui, sous des titres divers, exercent la médecine, sans qu'on puisse les en empêcher d'après les lois qui régissent la profession médicale. J'ai nommé les *sages-femmes* (1) qui toutes exercent la médecine (la médecine des femmes et des enfants), les *masseurs* et les *masseuses*, les *rebouteux*, les *empiriques* de tout genre, les magnétiseurs et les *somnambules* lucides et extra-lucides, les *spécialistes* non diplômés de la Faculté, les ecclésiastiques en fonctions ou révoqués, etc., etc.

A côté de cette armée d'affamés pour lesquels tous les moyens d'escroquerie sont bons, il existe encore les dispensaires gratuits tenus par des pharmaciens sous le couvert de docteurs, les sociétés de bienfaisance, les sociétés de secours mutuels, les congrégations religieuses, les bureaux de bienfaisance, les consultations gratuites dans les hôpitaux de Paris qui sont autant de redoutables concurrents pour tout docteur en médecine voulant tenter la rude épreuve de vivre de la profession dont l'Etat lui octroie l'exercice moyennant patente et déboursement de frais d'études très coûteuses.

(1) Et il existe environ 850 sages-femmes à Paris !

Il y a donc, pour n'envisager la question de l'exercice de la profession médicale rien qu'à Paris, environ 7.000 *personnes* vivant ou essayant de vivre de cette profession. L'ignorance du public, la naïveté des malades et de tous les gens corvéables médicalement, dont la devise préférée est *vult decepi*, aident naturellement dans une grande part à la défaite forcée de ceux qui n'ont que leur diplôme et leur honnêteté professionnelle pour sauvegarde.

Nous sommes, on le voit, loin du système protectionniste en fait de médecine. Parmi toutes ces concurrences, celle que fait l'Assistance publique aux praticiens est la plus redoutable, et de beaucoup. Il existe, à Paris seulement, 85 hôpitaux, hospices ou fondations qui, chaque jour, à la consultation externe, reçoivent en moyenne 200 à 300 malades, aux consultations soit de chirurgie, soit de médecine. Parmi cette population il y a un bon tiers qui appartient à la classe aisée, mais ce tiers préfère consulter « *pour rien* » un « *grand* médecin », *un médecin d'hôpital* dont la réputation est connue. L'avantage en effet est hors de doute : on a une ordonnance délivrée gratuitement et souvent les médicaments fournis également gratuitement, et la consultation est donnée par un médecin d'une incontestable valeur, à l'avis de ceux qui ont recours à ce système, puisque le médecin a passé par les concours. Tandis que si ces malades allaient demander une consultation à un médecin de quartier, ils seraient obligés de payer médecin et médicaments. L'hôpital reçoit qui veut s'y présenter, l'administration

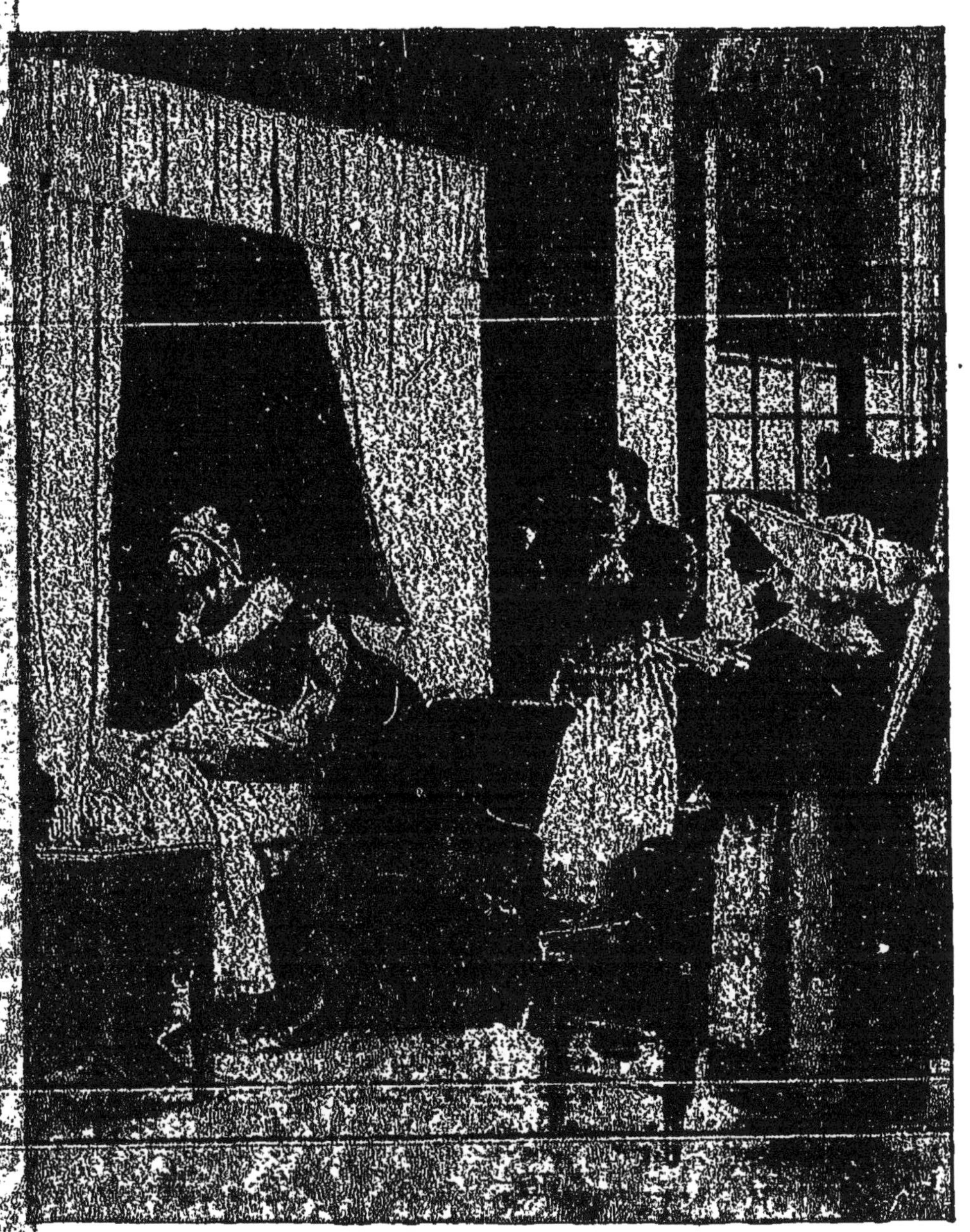

Laennec auscultant un phtisique, d'après le tableau de M. Chartran.
(Cliché du *Correspondant Médical.*)

ne fait aucune enquête sur la situation de fortune de celui qui vient à la consultation. On comprend avec quelle facilité les malades relativement aisés profitent de cette situation dont ni le Directeur de l'Assistance publique, ni le Conseil municipal n'ont jamais voulu se préoccuper.

Les chirurgiens des hôpitaux opèrent dans toutes les conditions du confortable et même du luxe, grâce aux dépenses faites largement par l'Assistance. Aussi un grand nombre de malades préfèrent avec raison venir se faire opérer à l'hôpital au lieu d'avoir à payer un chirurgien qui les soignerait chez eux.

A l'hôpital, tout est donné au malade : opérations, soins consécutifs, pansements, médicaments et même séjour à la campagne pour la convalescence.

Combien de riches en profitent ! Le nombre est incalculable.

Que résulte-t-il de cet état de choses ?

1° Pour les malades : peu à peu la conviction que, quand on est malade, on doit être soigné *gratuitement*, s'infiltre dans toutes les classes de la société. On n'est pas responsable d'être malade, donc *l'Etat doit s'occuper de vous guérir.*

Il est ridicule de payer son docteur quand les plus grands médecins soignent gratuitement à l'hôpital et qu'il existe des sociétés de secours mutuels.

Dernièrement un journal politique de Paris distribuait des bons de prime, donnant droit à des consultations pour 10 *centimes!*

2° Pour les jeunes hommes s'étant destinés à

exercer la médecine et qui ne sont pas doués d'une assez grosse fortune personnelle : *la misère*.

Ces deux conclusions sont simplement les corollaires naturels des propositions démontrées par nous plus haut. Ce sont des observations impartiales et non des opinions de fantaisie.

La misère s'abat sur le corps médical. Nous n'en voulons pour preuve que la mendicité qui s'étale dans la plupart des journaux médicaux. « Pour une veuve de médecin, s'il vous plaît !... Pour les enfants d'un confrère mort dans l'indigence ! Pour le tombeau d'un professeur de la Faculté, s'il vous plaît ! » Une multitude d'associations de prévoyance, de sociétés de secours, se sont fondées pour venir en aide aux médecins misérables. D'autre part des associations louches, des compromissions bizarres et parfois des procès scandaleux mettent le public au courant de ce qui se passe dans les coulisses médicales : ces scènes sont toujours suscitées par la famine médicale.

Il n'y a pas longtemps un chirurgien des hôpitaux mourait pauvre, n'ayant vécu que par les émoluments qu'il touchait comme sténographe au Sénat. La veuve d'un professeur de la Faculté était obligée de solliciter une modeste place d'inspectrice des écoles. Un médecin âgé se tuait, il y a peu d'années, parce qu'atteint par la limite d'âge, on lui retirait les 1.200 francs dont il vivait, comme médecin d'un des bureaux de bienfaisance de Paris. A la mort de ceux qui ont mené le plus grand train, forcés qu'ils étaient d'en imposer par un luxe apparent, la misère apparaît dans toute son horreur. Il existe même un chirurgien des hôpitaux dont les indemnités, si modestes en somme, sont encore rognées par des créanciers affamés.

Le mal a une cause très simple, c'est le mépris dans lequel on a tenu cette grande loi d'économie générale de l'offre et de la demande. L'offre des médecins a dépassé au centuple la demande des malades. On n'a pas paru se douter qu'en répandant les bienfaits de l'hygiène et de la prophylaxie, on diminuait, par là même, le nombre et la gravité des maladies régnantes et que, partant, on diminuait le besoin de médecins. Le médecin devenu hygiéniste a fait une concurrence insoutenable au médecin resté seulement thérapeute.

Non seulement le nombre de docteurs en médecine, fourni par nos Facultés, augmentait en d'énormes proportions, mais la quantité des malades diminuait et, pour certaines maladies, disparaissait. La fièvre typhoïde s'évanouissait presque comme maladie épidémique dans nos grandes villes. On connaît les statistiques de la ville de Munich où, depuis qu'on amène des eaux pures dans la ville, la fièvre typhoïde a presque disparu (1). Certaines autres affections, jadis redoutées à juste titre par le public, sont devenues beaucoup moins graves. La diphtérie, par exemple, grâce à la sérothérapie découverte par Berhing et Roux, n'est plus mortelle (2). Et il en est ainsi

(1) History of typhoid fever in Munich, Childs 1898, J. State, M. Lond. VI. 54-61. 1 ch.

(2) Nombre des décès annuels de 1888 à 1893, tombé de 4.716 à 3.330 pour 1894 et à 1.537 pour les années 1895-1896.

d'un grand nombre d'affections qui formaient autrefois pour le médecin un terrain de lutte quotidienne contre des ennemis que l'observance de quelques règles d'hygiène très simples suffit aujourd'hui à abattre.

Nous devons tous nous en réjouir, et il serait ridicule de la part des professionnels de se plaindre d'un progrès qui, en nuisant à quelques individus, est un bien pour toute la société. Les hygiénistes ont fait péricliter les médecins!

Nous n'examinons maintenant que les conditions matérielles dans lesquelles se trouvent les médecins pratiquants, par suite de la décadence de la profession, sans analyser quelles en ont été les conséquences pour le médecin.

Les ambitions qui se sont ruées à la conquête du diplôme de docteur, sont déçues, et il se trouve que les bénéfices de la profession ne représentent, pour la plupart, ni les frais faits pendant les études, ni même les intérêts qu'auraient produits les sommes dépensées pour les frais de scolarité et d'établissement.

Ceci n'est pas nouveau, car le docteur Amédée Latour écrivait déjà vers 1860 : « La position médicale la plus humble représente une valeur *réelle et payée* d'au moins 25.000 francs (c'était en 1860, ne l'oublions pas!). Ce capital doit représenter un intérêt de 1.500 francs ; s'il ne les rapporte pas, le médecin a mal placé ses fonds, il a fait une *mauvaise affaire.* »

Or, d'après plusieurs calculs comparatifs entre les populations et le nombre des médecins en France, un médecin n'avait en 1829 que 100 *ma-*

lades par an, ce qui lui donnait 10 malades par mois environ et 1 *malade tous les trois jours*.

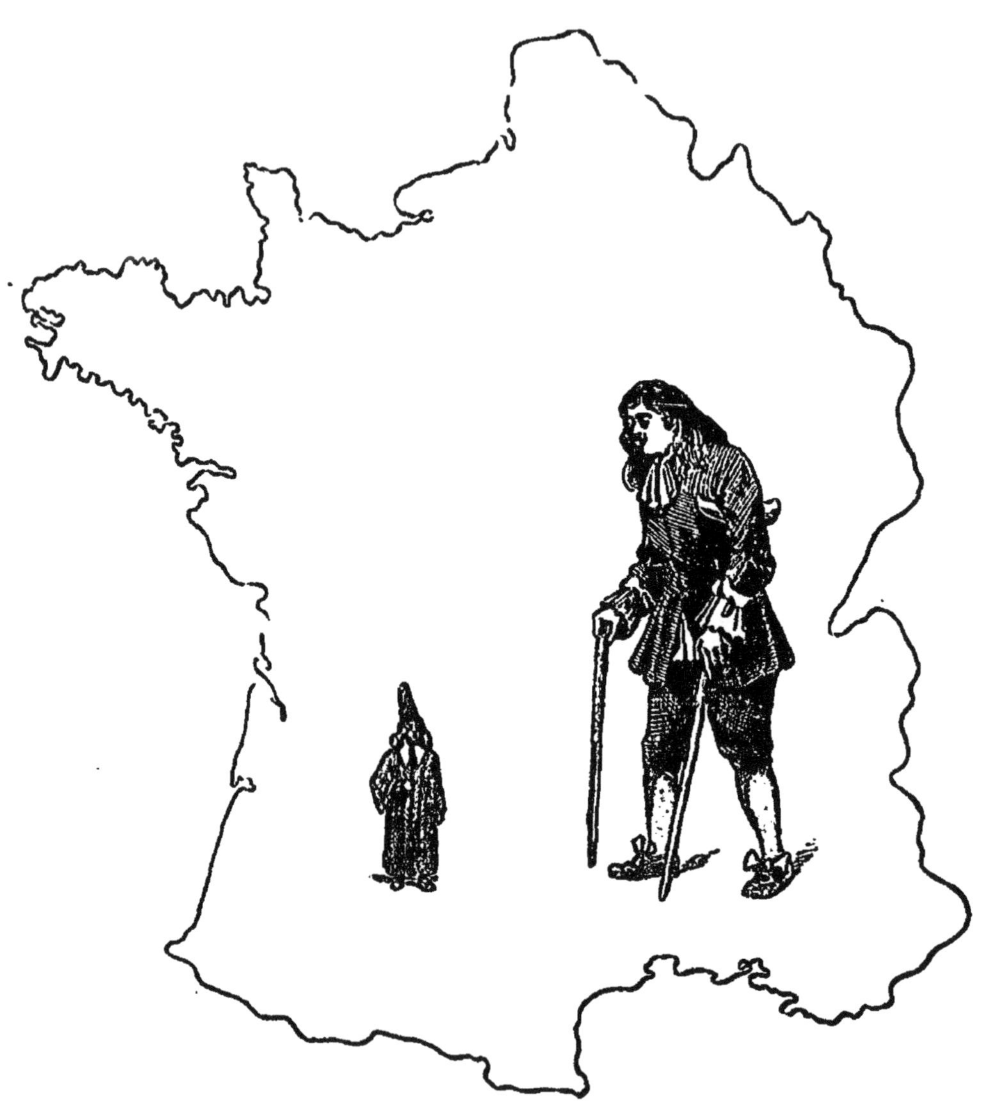

Médecins et malades : Autrefois!

Vers 1860, on a calculé qu'un médecin devait n'avoir *qu'un malade tous les cinq jours*. Aujourd'hui à Paris, un médecin, si l'on admet la répartition exacte de la clientèle, doit voir *un malade tous les douze jours* environ. On a même calculé

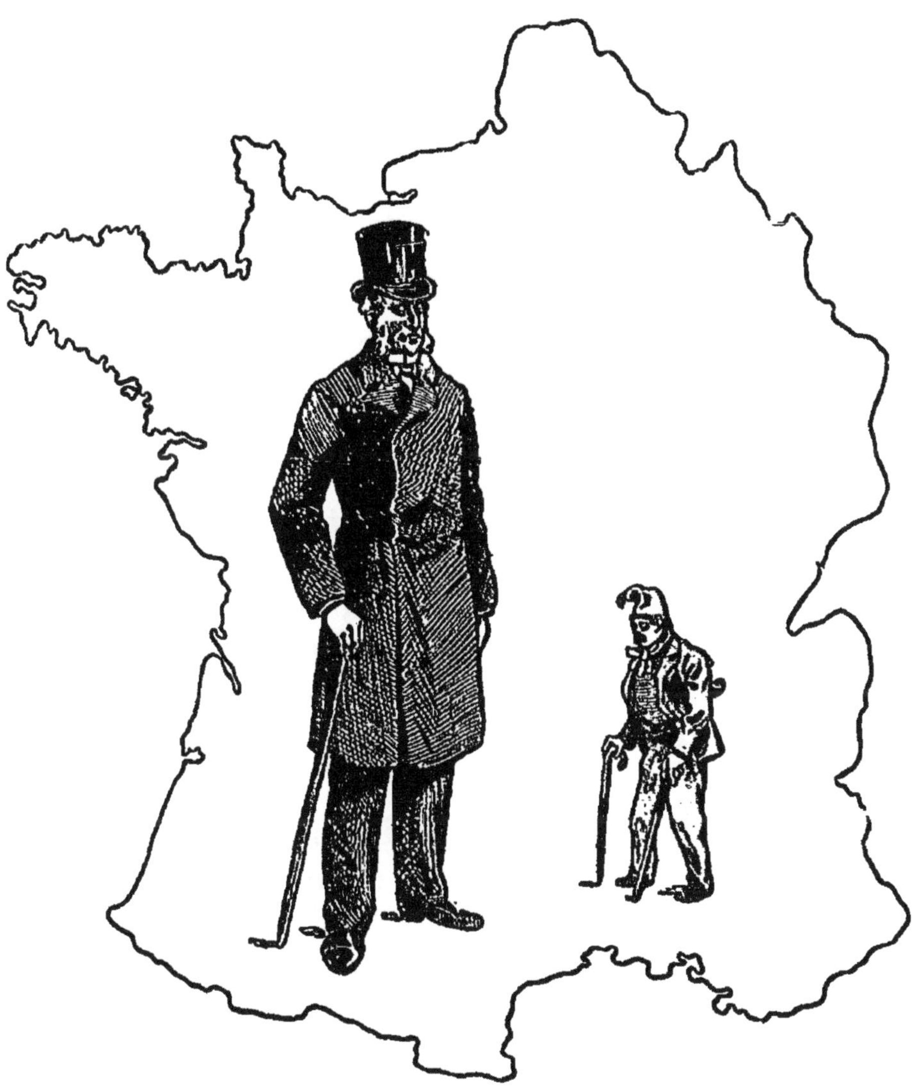

Médecins et malades : Aujourd'hui !

que, dans le cas où les Facultés ne recevraient *aucun* docteur pendant *vingt ans*, il y en aurait encore suffisamment pour le nombre des malades.

Mais déjà *Richerand* écrivait : « Vainement, on exigera de plus longues études et l'on soumettra les aspirants au doctorat, à des examens plus multiples et plus sévères, on ne fera *qu'accroître le nombre des officiers de santé.* »

L'officiat ayant été supprimé, nous pouvons dire aujourd'hui : « on ne fera qu'accroître les illégaux de la médecine, les masseurs, les charlatans et les guérisseurs non diplômés de toute espèce ». Nous le prouverons plus loin.

Ce manque de prévoyance a fait qu'aujourd'hui la profession médicale encombrée est devenue insuffisante à nourrir tous ses adeptes. Aussi voyons-nous des docteurs en médecine quitter l'exercice de cette profession pour se lancer dans une autre voie. Les uns se font commerçants (marchands de vin, de vin de champagne... en particulier), maquignons, cochers de fiacre, éditeurs, commissaires de police, députés, ministres, bookmakers... D'autres, et non des moins habiles et des moins titrés, se tirent d'affaire par un riche mariage.

Voilà ce qu'il était important de dire dès le début de cette étude intitulée : *Pour devenir médecin.* Que l'étudiant, que le père de famille le sachent donc bien et analysent avec soin le caractère du futur médecin, pour apprécier s'il sera capable de se contenter de cette existence laborieuse et précaire qu'est devenue la profession de médecin. Le métier de médecin n'est plus, pour la grande généralité, en admettant qu'il l'ait jamais été, un moyen de s'acquérir des rentes; c'est bien au contraire une carrière où, pour celui qui l'a choisie, les profits sont médiocres et à peine suffisants à assurer l'existence modeste d'un simple artisan libéral.

§ II. — Rôle du médecin moderne.

Quand, muni d'un diplôme, le médecin s'aperçoit que la clientèle est longue à venir et que les bénéfices couvrent à peine ses frais, il subit d'ordinaire une crise morale dont il sort ou résigné à accepter avec philosophie ce qu'il ne peut changer, ou bien charlatan féroce.

Gœthe fait dire au docteur Faust consulté par l'étudiant Wagner sur le moyen de réussir : « *cherchez donc un succès honnête, et ne soyez pas des fous secouant leurs grelots* », et le diable, par la bouche de Méphistophélès, en quelques mots, lui indique le Manuel du vrai charlatan : « L'esprit de la médecine est facile à saisir. Vous étudiez à fond le grand et le petit monde, pour finir par les laisser aller comme il plaît à Dieu... Celui qui saisit l'occasion, voilà l'homme ! Vous êtes assez bien bâti, vous devez être passablement entreprenant, et, pourvu *que vous ayez confiance en vous-même, la confiance des autres ne vous manquera pas*. Surtout apprenez à conduire les femmes ; leurs éternelles vapeurs mille fois multipliées se guérissent toutes par le même traitement, et pourvu que vous soyez à moitié respectueux avec elles, vous les aurez toutes sous la main. Il faut qu'un titre autorise leur confiance et leur persuade que votre art surpasse tous les autres dès l'abord...; vous vous entendez à leur tâter le pouls, et, tout en leur décochant du coin de l'œil un regard brûlant, palpez leur taille pour voir si leur corset les serre. »

Tous les moyens sont bons pour le médecin qui, perdant de vue sa mission sociale, se débat afin d'essayer de gagner de l'argent. Pour lui la profession médicale n'est plus qu'un commerce comme tout autre, et ce commerce devient un danger d'autant plus redoutable que le diplôme couvre le commerçant, jusqu'à ce que, enhardi par des succès de plus en plus grands, il se livre à quelque scandaleuse opération qui l'oblige enfin à faire connaissance avec la justice. Si vous lui représentez toute l'horreur de sa conduite, il vous répondra ce que m'écrivait un empirique de la médecine commettant les plus lourdes fautes aux dépens de la vie des malades assez naïfs pour se confier à son ignorance : « *J'ai des enfants qui demandent à vivre !*... Que vous ai-je fait ? Laissez-moi gagner l'argent qui fait vivre ma famille. » Excuse admirable pour fermer les yeux de tous les honnêtes gens qui n'iraient certes pas confier 20 francs à un homme d'affaires, sans garantie, mais qui livrent, avec une crédulité bien surprenante, leur santé au premier venu... même si la Faculté ne l'a pas diplômé, et parfois plus volontiers à celui-là !

Réduite à l'état de vulgaire exploitation commerciale, la profession médicale devient une escroquerie. Le malade qui lui confie ainsi sa santé, n'existe plus aux yeux du *chacal médical*, pour me servir d'une expression de M. Fouillée, que comme une bourse à dévaliser. Ce pratiquant arrive à une telle inconscience que, assassin diplômé, il vous parle en souriant de ses « *affaires* », de son « *travail* », comme un garçon d'abattoir énumère les têtes de bétail abattues et le prix qu'elles lui ont rapporté. Ce type existe, tend même à se propager et à faire des élèves. Dans la mêlée pour s'assurer le vivre, on lâche l'arme courtoise et loyale, l'instrument de travail, pour s'emparer d'un couteau... Hâtons-nous de le dire cependant pour l'honneur de la profession, c'est plutôt dans les hautes sphères où le luxe d'une existence d'apparat nécessite un gain énorme, qu'en bas, chez les modestes praticiens, qui se contentent de l'*aurea mediocritas*, que cet épouvantable morticole évolue.

Cette catégorie de professionnels qui n'ont du médecin que le nom, et de la dignité du savant que le titre, est devenue malheureusement assez nombreuse pour légitimer l'apparition d'œuvres littéraires que les vrais médecins sont forcés d'applaudir. Nous avons nommé *les Morticoles* de M. Léon Daudet, — *Nos bons Docteurs* de Gyp, — *M. le Docteur* de Raynaud, et au théâtre, *l'Epidémie* d'Octave Mirbeau, *l'Evasion* de M. Brieux, *Une belle Opération* de M. Paul Sermet. Ces œuvres, observées d'après nature, ne sont que la représentation malheureusement trop fidèle de la décadence de la profession médicale en France. De récents procès nous ont montré jusqu'où peuvent aller l'inconscience, la perte du sens moral, chez certains industriels qui *manient* leurs clients comme l'homme d'affaires véreux *brasse* des affaires.

Tirer profit par tous les moyens de la souffrance d'autrui, vivre de la douleur de l'humanité, voilà le lamentable spectacle que nous offre ce genre de profession.

Les journaux politiques ont reproduit les pièces des procès médicaux. Le grand public est maintenant au courant des agissements de ces louches personnalités. Le procès récent de deux médecins a fait le plus grand mal à toute la corporation médicale; un mal irréparable, car comment, à quel signe, le malade et la famille du malade reconnaîtront-ils l'honnêteté du docteur? Le titre nous égalise tous aux yeux du public. Comment reconnaître le charlatan, le requin médical, le morticole, sous la redingote, même fleurie de décorations ?

Les médecins ont essayé en vain de créer un ordre de médecins, analogue à l'ordre des avocats. Les pamphlets, les procès et surtout les agissements d'un certain nombre de médecins, ont discrédité la corporation entière. Naturellement, tous sont compris dans l'anathème, et les bons souffrent pour les mauvais.

Nous avons montré comment et pourquoi la corporation médicale souffre d'une crise dont nous chercherons les remèdes plus tard. Cette crise a développé au suprême degré l'*utilitarisme professionnel* dans une profession qui, par définition, devrait être humanitaire et synonyme de dévouement, d'abnégation. C'est précisément pourquoi nous insistions au début, et nous insistons encore sur l'absolue nécessité de bien étudier le caractère de l'étudiant qui se destine à devenir un médecin. Nous ne voulons pas rééditer la comparaison, si souvent faite et un peu profane, du caractère de dignité du médecin comparé au caractère sacré du prêtre. Nous sommes cependant obligé de dire que les deux carrières sont des *dignités* nécessitant une *vocation* et une *loyauté indispensables* pour que l'homme soit à la hauteur de sa fonction sociale. Car ce serait ravaler bien bas la profession médicale que d'en faire le simple gagne-pain d'une classe de privilégiés. Le médecin, de par sa profession, est un *altruiste*. Chez lui, les sentiments altruistes doivent, de toute nécessité, dominer les passions égoïstes. Toute son éducation doit donc tendre à développer en lui cette qualité — et l'instruction technique est peu de chose en comparaison de l'importance des sentiments dont il doit toujours se montrer capable. On a critiqué la haute figure que Balzac nous a donnée du *Médecin de campagne*, en prétendant que c'était plutôt un administrateur, un philanthrope, un apôtre, qu'un médecin; — c'est précisément les critiques qu'on a adressées au Médecin de Balzac, qui font de lui l'idéal de notre profession. Il ne suffit pas que le médecin soit uniquement un spécialiste instruit dans les différentes sciences dont les applications sont utiles à la guérison des malades; il faut qu'il soit philosophe, et par philosophe nous entendons l'ensemble des qualités que les anciens comprenaient sous le terme de *sage*. Chaque jour, il sera appelé à consoler ceux qui souffrent, alors que, souvent, il sera incapable de les guérir; usurpant un peu la place du prêtre, il devra être le grand consolateur. « Si la médecine est l'art de guérir, dit Max Simon, elle est un peu aussi l'art de plaindre les hommes », et surtout de les consoler, aurait pu ajouter l'auteur de la *Déontologie médicale*. Il faut que le médecin trouve en lui les sentiments capables de lui inspirer cette éloquence du geste et de la parole, qui fait que l'homme peut agir sur l'homme, qui peut le convaincre, l'encourager. C'est là le grand rôle du médecin. Placé comme un humble intermédiaire entre le savant qui découvre des remèdes, qui cherche de nouvelles méthodes de traitement, et le malade qui vient lui demander des conseils, il ne fait qu'appliquer à des cas particuliers les données scientifiques que lui ont livrées les Maîtres. — 'Là où son rôle original commence, où il remplit une fonction personnelle et vraiment active, c'est au moment où, ayant reconnu l'affection dont souffre son client, lui ayant conseillé le traitement qu'il croit le meilleur, il quitte la partie triviale de son art pour s'élever jusqu'à la hauteur d'un *guérisseur* — c'est-à-dire d'une volonté qui sait s'imposer à l'esprit désemparé du malade et lui communiquer l'énergie de vaincre le mal et même la tranquillité d'esprit qui est la moitié de la guérison. Consoler et égayer ! n'est-ce pas presque toute la médecine ? *Les joyeulx guarissent tousjours*, dit le profond observateur Ambroise Paré. « Depuis que l'homme existe et qu'il souffre, écrit Dumont de Montreux dans son *Testament médical*, le langage de la pitié a été l'une de ses meilleures assistances, et souvent il obtient plus d'adoucissement à ses maux par un coup d'œil, par une pression de main, par une phrase, par une intervention charitable, que par tous les ingrédients que nous faisons bouillir, filtrer, concasser et moudre. » Il faut que le médecin devienne l'ami de ses malades, il faut qu'il leur donne autant de son cœur que de sa science et de son expérience. C'est alors seulement que le médecin comprend son rôle et quitte l'*art vétérinaire* pour entrer dans l'*art médical*.

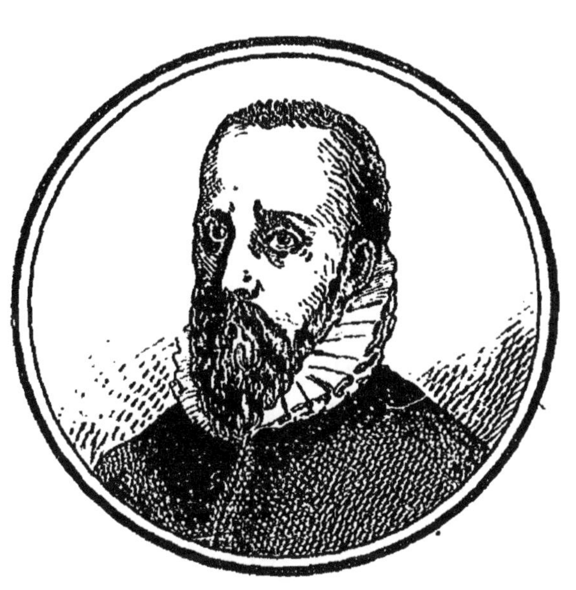

Ambroise Paré.
(1517-1598.)

Or le médecin ne peut avoir une influence utile sur le malade, que si sa personnalité morale est vraiment une valeur; si, comme le disait Napoléon à Gœthe, il est un *homme*. « Les maladies résultant d'une altération de *l'unité*, dit A. Comte, tandis que l'unité repose essentiellement sur la sympathie, il est rigoureusement démontré que le meilleur moyen de se bien porter consiste à développer la *bienveillance*. La gaîté, la sécurité que procure l'habitude de *vivre au grand jour*, chez ceux qui *vivent pour autrui*, grandit autant leur *santé* que leur *bonheur*, par contraste à la belle remarque de Hufeland sur la faible longévité des comédiens, et généralement de quiconque est souvent forcé de dissimuler. »

La maxime favorite de tout médecin devrait être celle d'un personnage de Shakespeare : « *Love is my sin*. L'amour, voilà mon péché! » La science est secondaire, les sentiments altruistes sont la première qualité du médecin. Sans la compassion, la sympathie pour le malade, le docteur est un inutile distributeur de drogues. Soyez malade une fois, dirons-nous aux savants, et dites-nous si c'est le diagnostic bien posé et l'ordonnance correctement rédigée, ou le sourire rassurant, la poignée de main amicale, qui vous ont causé le plus de soulagement immédiat.

« Les sympathies, a écrit Spencer, devenues organiques chez les hommes les plus développés, font qu'ils se confondent spontanément aux préceptes altruistes. » Loin de vous cuirasser contre la pitié, cultivez soigneusement vos qualités affectives. C'est par le sentiment, dit A. Comte, qu'on accomplit les grandes œuvres. L'œuvre d'une guérison veut être entreprise avec enthousiasme, avec la foi du savant qui lutte contre la mort et la souffrance. Le sceptique, le blasé, l'indifférent resteront toujours de pauvres médecins. Le médecin qui inspire confiance et qui guérit, vieillit vite, parce qu'il donne un peu de son énergie et de son cœur à chacun de ses malades. Idéal qui paraîtra malheureusement ridicule à nos jeunes générations pratiques, mais dont se sont rapprochés les grands médecins de tous les temps.

Les importantes conquêtes qu'ont faites la psychothérapie, la thérapeutique par suggestion, qui réalise des guérisons inespérées, démontrent d'une façon irréfutable que le principal rôle du médecin est un rôle de moraliste. La majorité, la très grande majorité des maladies qu'il aura à traiter dans notre siècle où l'hygiène a éliminé les affections microbiennes, ce seront des maladies morales, des névroses ou des variétés de cette protéoforme neurasthénie qui comprendra bientôt toute la pathologie. Sans compter que même quand le malade est atteint d'une maladie organique, d'une lésion bien déterminée et classée, il présente encore un être moral dont il faut s'occuper, en vertu de cette grande loi de la réaction du moral sur le physique, trop négligée dans ses applications pratiques. Dupuytren n'oubliait jamais de dire à ses malades avec une confiance pleine de simplicité et de noblesse : « *Je te guérirai!* » et il les guérissait en effet, parce qu'espérer guérir, c'est la moitié de la guérison.

Nous croyons avoir suffisamment insisté sur la prééminence que doit avoir la culture morale du médecin sur son instruction technique. M. Fouillée a parfaitement résumé cette importante question : « Une bonne culture philosophique, dit-il, est nécessaire pour protéger le médecin contre le matérialisme pratique auquel l'expose l'exercice de sa profession journalière ; le goût des choses élevées l'empêchera de changer *en métier* des arts *où le moral a le plus de part*. La rapacité du médecin est un des plus vils abus qu'on puisse faire de la science, et nous en voyons aujourd'hui les exemples se multiplier! Qui n'a rencontré sur son chemin, à côté de tant de médecins dévoués, le médecin chacal, *quærens quem devoret ?* »

Cette rapacité a inspiré aux apprentis médecins la tâche la plus fastidieuse, la plus déprimante et la plus ridicule qu'on puisse voir infligée à des hommes faisant mine de penser : l'abus des concours, la poursuite des titres qui, une fois acquis, sont un moyen de réclame supérieure. On voit des hommes qui auraient pu faire des découvertes utiles à la science, se condamner au stérile travail de l'entraînement au concours et à la besogne encore plus dégradante de quémander les appuis du favoritisme. Jusqu'à 35 ou 40 ans, le médecin se livre à un travail automatique qui consiste à apprendre les théories surannées des Maîtres pour plaire aux dits maîtres appelés à les juger dans les épreuves de concours. Un jeune romancier, dans la famille duquel le talent est un don héréditaire, M. Léon Daudet, a stigmatisé ce honteux marchandage de titres dans son roman des *Morticoles*. La cérémonie de *léchage-des-pieds* n'est que la traduction en termes matériels de cette dégradante manie qu'ont les professeurs de se faire flatter par un entourage d'élèves auxquels ils n'apprennent que l'art d'être courtisans.

Cette remarque a été faite par tous et par un éminent universitaire, *V. Cousin :* « Cette Faculté se recrute d'elle-même *sous l'apparence* d'un concours dont elle *est maîtresse*, et ne laisse arriver que des hommes imbus de ses doctrines, eussent-ils cette heureuse *médiocrité que les plus grands maîtres ont la faiblesse de tolérer, de rechercher même dans leurs élèves.*

« Si le candidat est un homme médiocre, il se jette sur les premiers symptômes, monte en chaire et pérore; si c'est un homme supérieur, il demandera du temps et il aura raison. Mais alors il n'y aura plus de concours, car on ne sait sur quelles bases l'établir. »

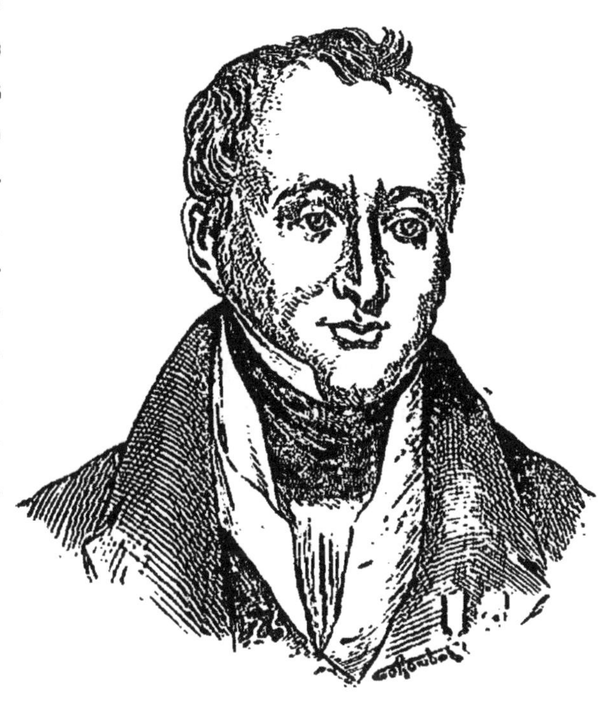
Dupuytren (1777-1835).

Jugement confirmé par cet autre universitaire qu'on ne peut accuser de partialité : Villemain! « Qu'est-ce que le concours au fond?

« C'est l'élection remise à la Faculté. »

Ce qui est vrai pour les concours supérieurs, est également vrai, à un moindre degré, pour les concours entre élèves et les examens mêmes. Le népotisme y règne en maître. A la Faculté, il faut, pour arriver, être l'élève de quelqu'un. Où sont les temps de Bichat et de Velpeau, où l'on n'était coté que d'après son travail et où le médecin était fils de ses œuvres?

Cette autre cause de la décadence de la profession, nous devions la signaler en passant. Au lieu de travailler à devenir une personnalité originale, le médecin s'étudie à se faire le pastiche des médecins titrés qui l'ont précédé dans la carrière. Il suffit de parcourir les thèses de concours et de doctorat soutenues dans nos facultés pour s'apercevoir du néant de la gent médicale, comme profession appelée à donner des travailleurs originaux ou des penseurs indépendants.

Il faudrait, au lieu de développer la bête à concours, le type du fort en thèmes connu dès le lycée, essayer de former chez le médecin une conscience scientifique en rapport avec les actes de sa profession.

Savant, un peu comme l'ingénieur qui applique les principes de sciences théoriques à des constructions, le médecin applique chaque jour des connaissances générales de chimie, de pathologie, de physiologie, etc., à des cas particuliers de maladie.

Il faut chaque jour qu'il fasse appel à la sûreté de son jugement, au tact de son esprit, à la force de ses sentiments altruistes; il faut en résumé qu'il fasse œuvre de science et de dévouement, qu'il soit un peu infirmier, beaucoup médecin, surtout humain. Ce n'est pas à l'École de médecine que ces facultés se développeront, ce n'est pas dans sa vie d'étudiant qu'il acquerra ces qualités. S'il n'y a pas une éducation spéciale du Médecin, l'étudiant sortira des épreuves de sa thèse aussi préparé à faire un médecin qu'à remplir tout autre emploi commercial ou scientifique. Les vocations médicales doivent être élaborées dans la famille et à l'hôpital. Dans la famille, le père doit, par son exemple, cultiver chez le futur docteur la volonté, et la leçon de la mère de famille, première éducatrice, doit développer en lui les nobles sentiments. A l'hôpital, où l'étudiant apprend la pratique de son art, il s'habituera par surcroît à sentir le poids de la responsabilité qui incombe à celui qui aura charge de santés et de vies humaines.

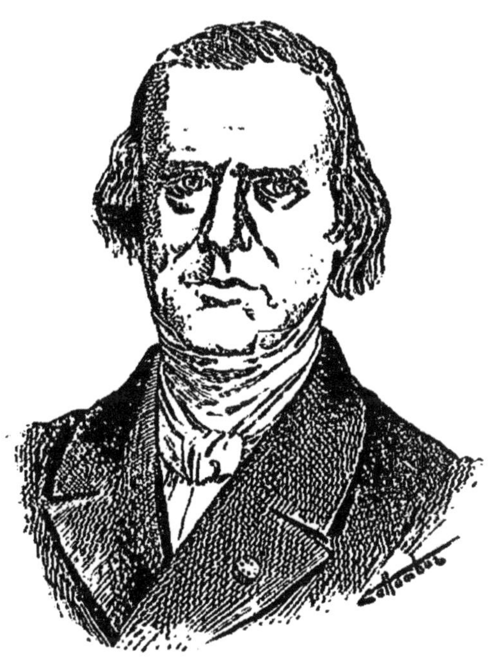

Le professeur Velpeau.
(1795-1857.)

Telles sont les deux principales écoles du médecin : la famille, l'hôpital.

Quant à la Faculté, vestige d'un autre âge, amphithéâtre de brillantes variations littéraires, nous la laisserons de côté. Elle ne fait que donner la consécration des études préparées ailleurs, on ne s'y occupe que de théories et d'éloquence.

Il nous faut maintenant considérer successivement l'étudiant dans les périodes d'évolution qu'il doit traverser pour arriver au titre de docteur.

POUR DEVENIR MEDECIN

CHAPITRE PREMIER

Des études médicales.

A. *Des études préparatoires de l'étudiant en médecine.*

On exige actuellement du jeune homme qui veut se faire inscrire à la Faculté de médecine des diplômes, témoignages d'études classiques préalables. Ces diplômes sont : le baccalauréat ès lettres et en outre le baccalauréat ès sciences restreint, ou le baccalauréat ès sciences complet et le baccalauréat de l'enseignement secondaire spécial. La licence ès sciences permet d'obtenir des dispenses.

Il faut le dire immédiatement, c'est une grave erreur de croire que les études classiques, une fois terminées, sanctionnées par une Faculté, doivent être laissées de côté et considérées par l'étudiant comme un passé... douloureux. Les médecins instruits et qui veulent rester à la hauteur de la profession qu'ils exercent, doivent ne pas oublier ce qu'ils ont appris. On a récemment fait une campagne contre l'étude du grec et du latin qu'une voix autorisée, celle de M. Jules Lemaître, a qualifiée d'*inutile*. Elles seront surtout inutiles ces langues mortes, quand, une fois apprises au prix de beaucoup de temps et d'efforts, l'étudiant en laissera péricliter l'acquisition. Oublier ce qu'on a appris, n'est-ce pas une perte vive : d'argent, de temps et de capital intellectuel? « *Il faut cultiver son jardin* », cette ultime moralité de Candide sera toujours vraie. Qu'on apprenne l'anglais ou l'allemand, le grec ou le latin, ou, pour être tout à fait moderne, le russe, la question est de ne pas *les oublier* quand on s'est donné la peine de les apprendre. Ne rien négliger de ce qu'on a acquis, est essentiel pour éviter le gaspillage de sa vie. Aussi le jeune étudiant en médecine devra réserver quelques minutes chaque jour à l'entretien de ses connaissances littéraires ou scientifiques conquises sur les bancs du lycée; qu'il consacre, ne serait-ce qu'un quart d'heure par jour, à la lecture d'un auteur latin favori ou d'un classique allemand. Qu'il s'abonne, s'il le préfère, à un journal médical allemand ou anglais pour s'entretenir dans le commerce de ces langues, car il les oubliera nécessairement s'il ne les cultive. Le professeur Farabeuf aimait à citer l'exemple du professeur Sappey qui chaque jour repassait son *Anatomie*, pour ne point l'oublier. Tout s'oublie et la mémoire doit être toujours tenue en surveillance, comme un domestique, *fût-il excellent*, qui commet des incartades quand on néglige un instant d'avoir l'œil sur lui.

Les hommes dont la médecine s'honore le plus, ont cultivé les lettres avec un zèle dont leurs ouvrages sont une démonstration vivante. Guy-Patin, Laënnec, Bichat, Cabanis, Claude Bernard, Trousseau, Gueneau de Mussy, Menière, Cadet de Gassicourt, Maurice Raynaud, Lasègue, ont été des lettrés et ont écrit dans un style scientifique aussi parfait que nos meilleurs auteurs. Littré et Daremberg furent des hellénistes distingués; Ménière et Noël de Mussy, des latinistes émérites. Personne ne contestera leur haute valeur comme médecins.

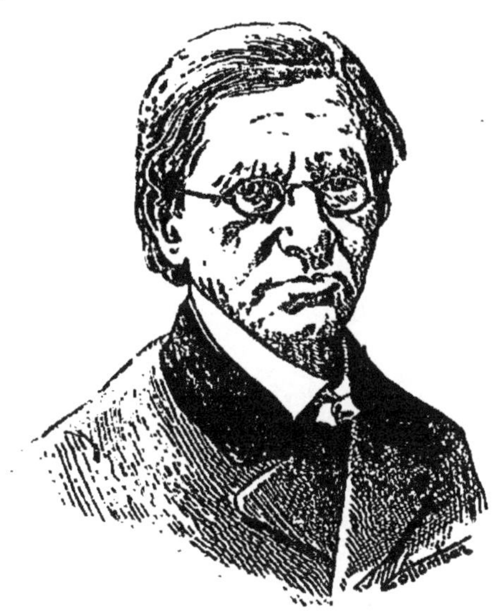

Émile Littré (1801-1881), auteur du Dictionnaire. Interne des hôpitaux, de 1826 à 1830.

L'étudiant en médecine ne doit donc pas considérer son passé de lycéen comme lettre morte ; il doit renouer connaissance avec ce qu'il a lu à un âge où souvent on est mal disposé à le comprendre. Le médecin, étant appelé à aller dans tous les mondes, doit faire ample provision de souvenirs littéraires et enrichir sa mémoire de beautés esthétiques. L'étudiant en médecine qui se livre exclusivement aux études médicales, considérant toute lecture étrangère à la médecine, toute audition de concert, toute visite au Louvre, comme une perte de temps, commet une grossière erreur dont il aura plus tard à se repentir. Si sa clientèle l'appelle un jour dans une classe élevée de la société, il aura souvent à rougir de représenter si mal la suprématie intellectuelle d'une profession où il n'occupe qu'un rôle d'ouvrier technicien et non celui d'un artiste, comme doit être tout médecin. Du reste, il est puéril de discuter ici combien l'exercice de tous les sens et la culture de toutes les facultés sont nécessaires au médecin. La finesse de l'audition si utile dans l'auscultation trouvera son profit dans notre culture musicale, le dessin est indispensable à l'anatomiste qui doit se représenter des formes et *voir dans l'espace* ce qu'il décrit, plutôt que d'encombrer sa mémoire de moyens mnémotechniques ou de noms qu'il oubliera s'il ne retient que des mots et non des *formes*. La mémoire des sens et des formes est indispensable au médecin. L'agilité des doigts fait que les chirurgiens pianistes sont plus adroits dans les opérations qui demandent de la finesse de tact et de l'adresse. Nous pourrions en citer un illustre exemple.

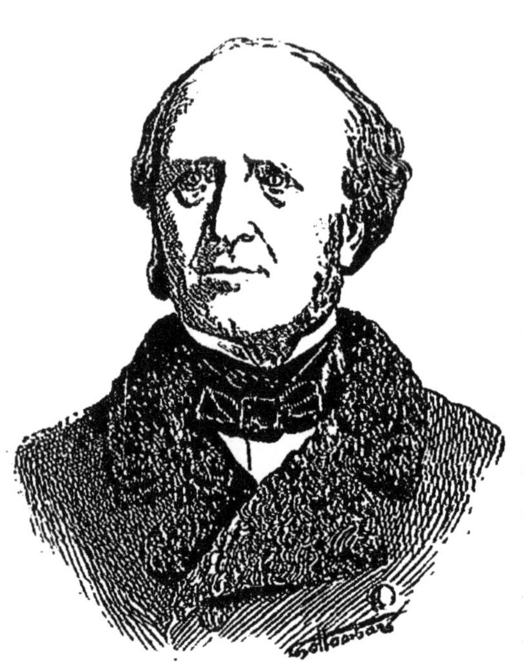

Noël Gueneau de Mussy, auteur des cliniques médicales de l'Hôtel-Dieu (1814-1885).

La bibliothèque de l'étudiant doit être non exclusivement médicale. A. Comte a dressé le plan d'une bibliothèque ; la *Revue Littéraire* a publié une sorte de plébiscite pour le choix d'une bibliothèque idéale. Ces deux documents peuvent servir de guide à l'étudiant qui veut ne pas rester fermé à la culture littéraire et artistique. C'est malheureusement le spectacle que nous offrent souvent les étudiants qui, désireux d'arriver aux titres honorifiques de la carrière médicale, ne veulent employer leur temps qu'à la préparation des concours. Une fois arrivés aux titres enviés, ils se trouvent étrangement dépaysés, quand ils sont appelés à donner une opinion dans la conversation d'hommes cultivés. Nous en avons tous connu des exemples, d'autant moins flatteurs pour la corporation qu'on considérait ceux qui les offraient comme des princes de la science, selon l'expression banale et consacrée.

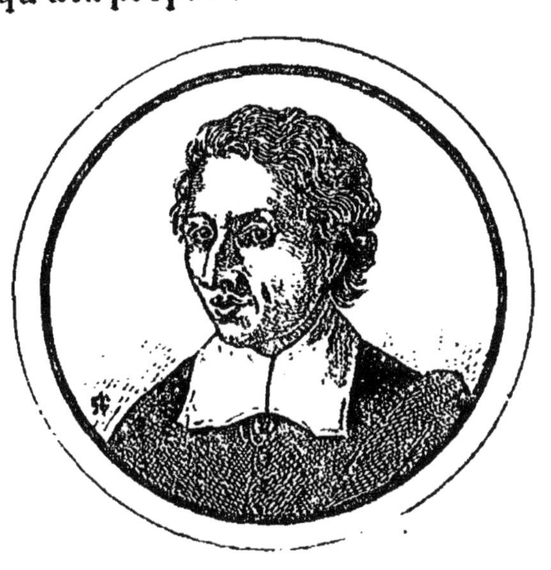

Guy-Patin,
auteur des Lettres.
(1601-1672.)

Qu'au sortir du pavillon de dissection, le jeune anatomiste rentre chez lui lire des vers et s'occuper d'histoire, — qu'il fréquente des artistes, des littérateurs, même des journalistes, sa culture intellectuelle ne fera qu'y gagner, et plus tard, il bénira ces heures qu'il croyait perdues, consacrées à échanger des idées avec des camarades se destinant à d'autres professions. Les Universités allemandes sont en cela excellentes, parce qu'elles rapprochent des étudiants de différentes espèces et de différentes régions : un Saxon fréquente un Bavarois; un étudiant en philosophie coudoie dans les fameux *burschenschaft* et les *kneipe* un étudiant en médecine; un échange fécond d'idées a lieu, et l'éducation générale y gagne (1). C'est pourquoi également le séjour de la salle de garde dans nos hôpitaux est souvent un milieu déprimant et anti-intellectuel. On n'y est qu'entre étudiants en médecine, on n'y parle que de médecine, on ne s'y intéresse qu'aux concours... Cette spécialisation entraîne une étroitesse d'idées et de sentiments déplorable. Les petites sociétés d'admiration mutuelle, les conférences d'internat, les cercles de brasserie, etc., etc., sont également des écoles de sclérose cérébrale anticipée où l'intelligence s'absorbe dans des potins professionnels et de petites ambitions ridicules.

Les relations amicales extra-médicales doivent être recherchées par l'étudiant : s'il n'a pas le temps de lire, il sera forcé par là de sortir de sa spécialisation étroite et obligé de réfléchir à des sujets étrangers à sa profession et à ses études; *c'est indispensable*. La meilleure preuve qu'on puisse en donner c'est le début de grands médecins qui ont commencé par être violonistes, comme le professeur Jaccoud; — professeurs de lettres, comme Lasègue et Trousseau; — ou étu-

(1) Ern. Lavisse. *Universités allemandes et Universités françaises. Revue des Deux Mondes*, LXIII, p. 623 et suivantes.

diants en lettres et en droit, comme Reynaud (Maurice), et même polytechniciens, comme Gariel et Audiffrent (de Marseille), ou qui ont commencé par s'occuper de philosophie, comme Segond et Piogey.

Nous avons déjà insisté sur la nécessité d'examiner, avant d'entreprendre ses études médicales, si on est susceptible de la vocation. Il y a encore l'examen de la santé de l'étudiant. La profession médicale n'est pas compatible avec une infirmité physique ou même une infirmité purement esthétique. Lorain insistait autrefois sur la nécessité pour le médecin d'avoir une *belle barbe*. Combien connaissons-nous de médecins qui ne réussissent en clientèle que parce qu'ils sont de *beaux garçons*, — et d'autres très savants, excellents praticiens, qui n'arrivent jamais à obtenir une juste récompense de leurs efforts, parce qu'ils ont une jambe plus courte que l'autre, un nez de travers, un défaut de prononciation ou simplement un visage rébarbatif!

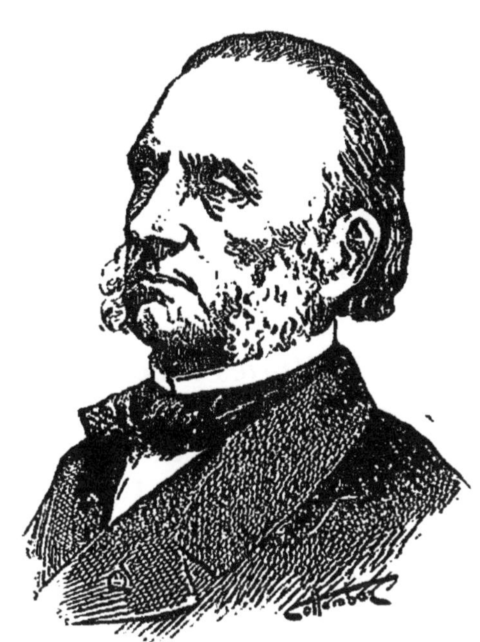

Trousseau,
professeur de clinique médicale.
(1801-1866.)

Ne vous hâtez pas dans vos études médicales et n'obtenez pas trop tôt le titre de docteur : vous paraîtriez trop jeune. Nous avons tous ri de ce brillant concurrent à un concours, désespéré d'être reçu et de paraître plus jeune que ses élèves; il n'avait aucune autorité sur ses malades et toute sa science échouait devant ce préjugé. Si votre santé est *délicate*, comme disent les mères, n'entreprenez pas les pénibles études médicales. Si vous avez des ascendants morts de tuberculose, méfiez-vous... les pavillons de dissection, le séjour dans les salles d'hôpital développeront cette tare héréditaire. Les étudiants en médecine donnent à la statistique un contingent nécrologique effrayant au chapitre : phtisie pulmonaire.

B. *Des études médicales proprement dites.*

L'enseignement de la médecine est réparti sur quatre années, ce qui nécessite au minimum cinq ans d'études pour obtenir le diplôme de docteur.

Ce temps d'études est un *minimum*. Je crois qu'aucun maître ne conseillerait à un étudiant de faire sa médecine aussi rapidement. Cinq années, suffisantes pour subir les examens, obtenir le diplôme, ne sont pas en réalité suffisantes pour acquérir l'expérience indispensable à un praticien.

Le stage dans les hôpitaux, par exemple, commencé en novembre, après la 5e inscription *et continué sans interruption jusqu'à la fin du trimestre* qui suit la 6e *inscription*, est absolument insuffisant. L'hôpital est au médecin ce que l'observatoire est à l'astronome, la cléricature au notaire; c'est l'apprentissage indispensable du métier. Un étudiant en médecine peut au besoin se passer des cours de la Faculté, se libérer aussi d'un travail de bibliothèque assidu; il ne peut se dispenser de l'étude de la clinique, c'est-à-dire de l'apprentissage de sa profession au lit du malade. Si le concours de l'externat n'était pas si ridicule, si le concours de l'internat n'était pas si dominé par un favoritisme déplorable comme tous les concours actuels jugés par des examinateurs forcés de soutenir *leurs élèves*, on pourrait affirmer qu'il est indispensable à l'étudiant en médecine de passer par l'externat et l'internat. L'internat pourrait être remplacé par une institution plus libérale et moins surannée, surtout quant aux épreuves du concours; mais on ne pourra remplacer l'instruction que l'étudiant peut tirer pendant ces quatre années de séjour dans les hôpitaux.

Le stage est actuellement ainsi réparti :

1er trimestre :	novembre et décembre.....	56 jours.
2e —	janvier, février et mars ...	86 —
3e —	avril, mai et juin.........	86 —
4e —	juillet à octobre...........	56 —
	Total......	284 jours (1).

284 jours, soit 568 jours en deux années, pour apprendre l'art médical, est une de ces chinoise-

(1) Dans le nouveau régime le stage dure du 1er *décembre au* 15 *juin*, soit 212 *jours* sans tenir compte des dimanches et des vacances, soit *net* 247 *jours de stage* en un an, soit au total 494 jours de stage. Un nouveau décret *tout récent* vient encore de modifier le *stage* : le stage durera *trois ans* et la troisième année sera occupée par un séjour dans les hôpitaux spéciaux consacrés aux affections de la peau, à la syphilis, ou aux maladies mentales.

ries administratives dont malheureusement notre pays n'est pas exempté. Si on apprenait à un malade que le médecin qu'il vient de faire appeler pour le soigner, n'a passé que 568 jours, moins de deux ans, pour apprendre son état, il lui ferait fermer la porte en arguant avec raison qu'il faut plus de temps que cela pour faire un *menuisier* ou un *maçon*. Ce serait le malade qui aurait raison, contre le régime actuel des études médicales.

Notez que stage veut simplement dire *séjour* et non travail. L'étudiant peut aller tous les jours signer sur le registre de l'hôpital et ne pas examiner un malade ; il peut fréquenter un service dont le médecin en chef ne l'interroge jamais ; il peut n'avoir jamais pris une observation, fait un diagnostic, examiné des urines, collé son oreille sur le dos d'un malade, ni ouvert un abcès. Et arrivé aux épreuves du 5e examen doctoral, il peut les subir avec succès, malgré son insuffisance notoire, parce que l'infirmier lui aura, moyennant 5 francs, donné l'opinion du médecin sur un petit morceau de papier. Cette méthode est connue. Voilà donc notre nouveau docteur qui va s'installer, après 568 jours pendant lesquels il aura pu passer, chaque matin, la valeur d'une heure à une heure et demie au maximum dans un service de médecine et de chirurgie ; pendant ces 284 heures ou ces 426 heures, au maximum, *il devra avoir* une instruction clinique *complète*, c'est-à-dire posséder parfaitement :

1° La clinique médicale ;
2° La clinique chirurgicale ;

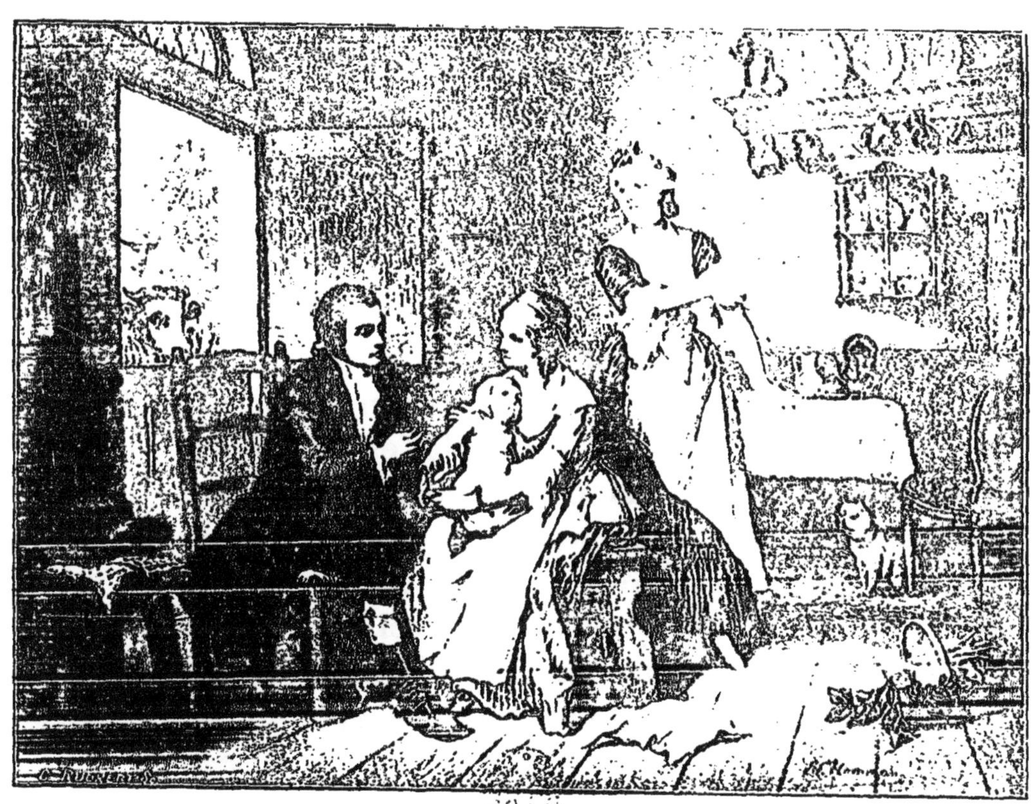

Jenner pratiquant la Vaccine, de Hamman. (D'après la gravure éditée par M. Barbot.)

3° L'ophtalmologie;
4° La gynécologie;
5° Les maladies des enfants;
6° Les maladies de l'oreille et du nez;
7° La laryngoscopie;
8° L'urologie clinique;
9° La bactériologie clinique;
10° La neuropathologie;
11° Les accouchements;
12° La médecine opératoire (non faite sur le cadavre);
13° Les maladies de la peau;
14° La thérapeutique clinique;
15° Les maladies mentales;
16° La déontologie.

N'est-ce pas admirable!

Or les deux tiers des docteurs en médecine sortant de nos Facultés, en sont là, et les privilégiés qui ne passent pas par l'internat, en voyant leur premier client, voient souvent leur premier malade. Quelle confiance doit inspirer cette méthode hâtive de fabriquer des médecins!

L'État nous garantit, par la délivrance du diplôme de docteur, que le docteur est apte à nous soigner au bout de 568 heures d'apprentissage médical!

Saurait-on s'étonner après cela que nous ayons des cas tels que celui, récent, des deux médecins auxquels nous avons déjà fait allusion plus haut, et que notre profession soit si bien discréditée, qu'on se fait soigner par un ancien infirmier plutôt que par un docteur de Faculté? Nous avons tous vu la façon dont peut se faire un stage. J'ai connu un étudiant qui aurait pu faire partie du club des Cent-kilos. Il venait consciencieusement à l'hôpital tous les matins ; l'hôpital était très éloigné de chez lui, mais il passait régulièrement son temps à fumer des cigarettes dans la cour ou à bavarder avec la sous-surveillante qui était une fort jolie femme. Un jour je ne pus m'empêcher de lui demander : « Pourquoi donc ne suivez-vous jamais la visite du médecin? Vous vous donnez la peine de venir à l'hôpital et vous n'avez jamais examiné un malade de service! » Ce jovial étudiant me répondit : « Si je viens à l'hôpital c'est simplement pour me faire maigrir ; je viens à pied tous les jours... j'ai déjà maigri de 11 livres depuis le début de mon stage!... Je suis enchanté! — Mais si vous vous établissez un jour, comment pourrez-vous exercer sans avoir pratiqué les malades?... — Mon père est riche... et je ne veux faire de la médecine qu'en amateur... Je me présenterai à la députation chez moi... J'aime la chasse... et je m'établirai à la campagne! »

Je voudrais connaître ce que penseraient les clients de ce docteur maintenant établi et pourvu d'une clientèle d'autant plus nombreuse qu'il était riche et n'en avait pas besoin; je voudrais, dis-je, connaître ce que penseraient les clients de ce docteur, s'ils connaissaient ses opinions en fait d'études médicales.

Ce cas n'est pas une exception. C'est le type du médecin sans vocation.

Que faut-il en conclure? Que l'étudiant qui a une tendance naturelle à profiter de sa jeunesse et des plaisirs du quartier Latin, a vraiment du mérite quand, malgré l'insuffisance de l'instruction technique qui lui est donnée, il s'efforce d'acquérir les connaissances pratiques nécessaires à un bon praticien.

Il y a, dans les 25 ou 30 hôpitaux de Paris, une richesse de malades telle et un nombre si considérable de médecins des hôpitaux instruits et tout prêts à devenir des maîtres, qu'on pourrait faire une École de Médecine comme il n'en existe pas au monde et donner à la France toute une pépinière de médecins distingués, en utilisant ces moyens pratiques d'instruction. Au lieu de cela, nous avons *deux* professeurs de pathologie interne et *deux* professeurs de pathologie externe payés très cher, qui font des cours devant des banquettes vides, l'étudiant ayant plus à gagner en parcourant ses traités qu'en allant à des cours qui sont plutôt faits pour ceux qui savent déjà que pour les débutants.

L'art d'examiner un malade est une grande difficulté pour le débutant : cet art n'est appris nulle part. Il faut que l'étudiant de bonne volonté connaisse un chef de clinique, un interne, un médecin qui lui montre ce que personne ne lui enseigne.— Les médecins des hôpitaux n'étant pas payés pour faire cet enseignement, font leur visite matinale, suivie ou non par les stagiaires, et se préoccupent fort peu de ce que peut apprendre leur entourage. Le service est fait; ils ne sont pas chargés de professer, mais de soigner les malades de leur hôpital. Dure vérité, mais vérité!

« Le but de l'éducation, a écrit Channing, n'est

pas tant de donner une certaine somme de connaissances, que d'éveiller les facultés et d'enseigner à l'élève l'usage de son propre esprit. » En médecine surtout où les études durent toute la vie, le but de l'éducation du médecin est de lui donner l'impulsion, la méthode de travail, l'instrument enfin dont il aura besoin journellement, le tact et l'observation, — bien plus que de le gaver de connaissances disparates, de noms propres et de théories qu'il oubliera, — et nous dirons: qu'il oubliera heureusement. C'est précisément cette éducation qui manque le plus à l'étudiant, souvent livré seul à ses propres inspirations, loin de sa famille, avec des professeurs qui l'ignorent et n'ont nul souci de son isolement moral et intellectuel.

Qu'on se représente l'étudiant de province, ne connaissant personne à Paris, et que sa famille y envoie faire ses études médicales! Il est perdu, il n'a aucun appui moral, aucune direction, il est obligé de trouver lui-même sa méthode de travail et ce qu'il doit apprendre dans cette masse énorme de connaissances qu'il lui est impossible d'embrasser. Le défaut général des étudiants, au dire de ceux qui se préoccupent de l'avenir de notre jeunesse et en particulier de notre profession, c'est l'aboulie, le défaut de volonté. Ils sortent d'un laboratoire pour aller entendre un cours; l'emploi de leur temps est réglé d'avance par un programme de cours, de travaux pratiques qui ne leur laisse pas un instant de liberté. Ils n'ont aucun moyen de se soustraire à cet engrenage qui ne les lâche qu'à la thèse. Les études médicales continuent ce qu'avaient commencé les études classiques, elles étouffent toute originalité, réfrènent toute velléité d'indépendance. « Tu disséqueras de telle heure à telle heure... Tu iras à l'hôpital à telle heure, tu suivras le cours d'un tel à telle

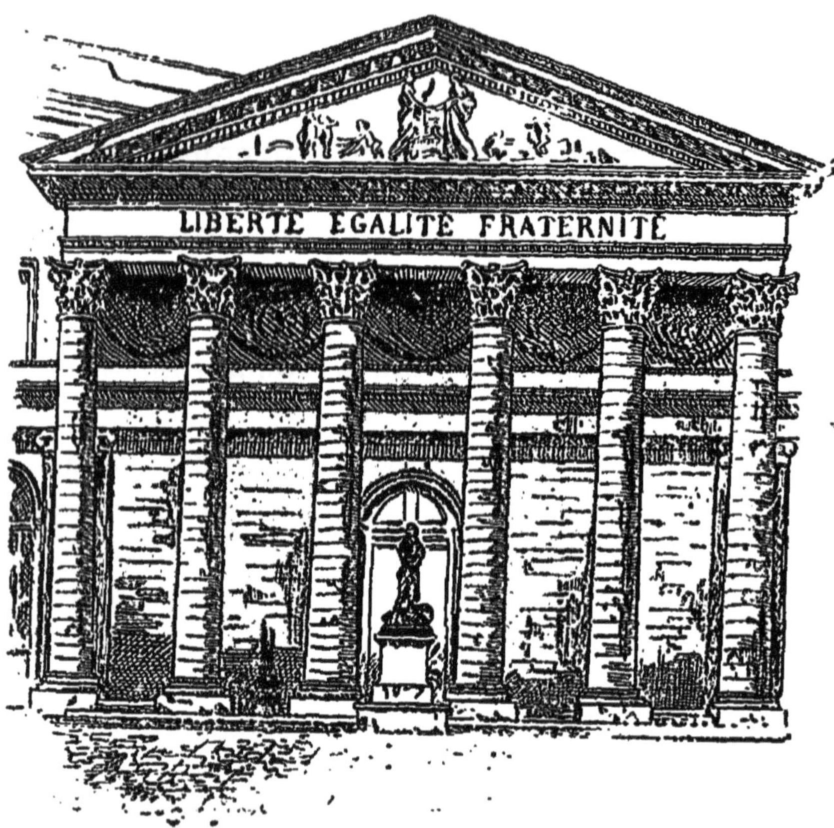

Faculté de Médecine de Paris (avec la statue de Xavier Bichat).

heure, etc., etc... Tu dois prendre ton inscription à telle époque, passer ton examen à telle autre. » C'est la discipline du régiment. C'est aussi l'impossibilité pour l'étudiant de chercher sa voie et de développer des qualités spéciales qui feront son originalité. Les heures du travail solitaire lui sont mesurées avec une parcimonie avare; il est en commun comme au lycée ; il dissèque avec des camarades, mange avec des camarades. Or, comme l'écrit Gœthe, « le talent se forme dans la solitude, le caractère dans la société ». Tous nos médecins sont taillés sur le même patron, ils ont eu les mêmes professeurs, exécutent les mêmes travaux pratiques, passent les mêmes examens, jusqu'à la thèse ; ce seul travail qui *devrait* être original, leur a été *imposé* par les mêmes professeurs. Ce n'est qu'une fois livrés à eux-mêmes, lancés dans la clientèle, qu'ils s'affirmeront comme hommes indépendants. Quoi d'étonnant que nous comptions si peu de penseurs, de travailleurs originaux dans une profession où, à chaque pas, des objets d'études et de méditation s'offrent à notre activité ?

C'est encore à l'hôpital que l'étudiant se trouvera en contact direct et personnel avec un professeur, un maître et souvent un ami qui pourra lui donner des conseils pratiques et une direction morale, lui dire ce qu'il faut apprendre ou négliger d'étudier dans une science aussi touffue que la science médicale. C'est à l'hôpital qu'il pourra observer par lui-même les malades et regarder comment le médecin les soigne. La Faculté ne lui fournit que des professeurs *ex cathedra* qu'il ne connaît que par leur éloquence. A l'hôpital il entre en quelque sorte dans l'intimité de la vie médicale, il peut parler et interroger son maître. Voilà les précieux avantages de l'enseignement dans les hôpitaux et ce qui fait sa supériorité sur l'enseignement un peu illusoire d'en haut d'une chaire, quand il s'agit de médecine.

Les étudiants allemands ont un avantage sur

les nôtres, ils sont plus et mieux en contact avec leurs professeurs. Ils travaillent à côté d'eux, et le professeur peut les diriger, les conseiller ; il n'est pas rare de voir dans les petites universités allemandes le privat-docent aller à la brasserie avec ses élèves, ou faire une excursion avec eux. Le Maître connaît ses élèves. Nos Facultés sont pourvues d'un trop grand encombrement d'étudiants pour que cela soit possible en France. L'étudiant se trouve isolé et ne connaît que la *leçon* du professeur ou de l'*agrégé*, sans connaître sa personne. C'est là un grave défaut dans l'enseignement, car dans la profession médicale il est bon d'avoir eu des exemples et d'admirer un modèle. La seule méthode d'enseignement étant celle qui consiste, comme dit Montaigne, à *limer sa cervelle contre la cervelle du professeur*. Nous avons connu de vieux praticiens qui se rappelaient avec reconnaissance les leçons cliniques données au pied du lit du malade par leur chef de service. Le praticien se souvient toujours de telle remarque faite dans une circonstance spéciale à l'hôpital, de telle formule thérapeutique que lui a dictée le Maître ; il oublie la leçon théorique et la pompeuse démonstration de l'amphithéâtre ; — que les vieux confrères me démontrent le contraire, j'en doute.

L'enseignement de la médecine a été modifié. Autrefois, les étudiants en médecine passaient une année en quelque sorte préparatoire à l'Ecole de Médecine où l'enseignement de la physique, de la chimie et de l'histoire naturelle leur était fait ; — ils subissaient à la Faculté un premier examen de doctorat, portant sur les matières qui leur avaient été enseignées pendant l'année scolaire. Le nouveau régime ne comporte plus l'enseignement des sciences accessoires qui est donné dans les facultés des sciences, et le premier examen de doctorat, tel qu'il existait dans l'ancien régime, a été supprimé.

Les étudiants inscrits à la Faculté avant l'ouverture de l'année scolaire 1895-1896 restent soumis aux termes du décret du 20 juin 1878, mais les nouveaux aspirants au doctorat en médecine sont régis par le décret du 31 juillet 1878. Il existe donc deux régimes encore en vigueur. L'*ancien régime* et le *nouveau régime*. C'est ce dernier que désormais les nouveaux venus vont suivre, qui appelle ici notre étude.

L'enseignement à la Faculté comporte une *partie obligatoire* et une *partie facultative*.

La partie obligatoire comprend :

1° Les *travaux pratiques ;*
2° Le *stage hospitalier*.

§ Ier. — ENSEIGNEMENT OBLIGATOIRE

A. Travaux pratiques.

Première année.

Chimie biologique.
Dissection.
Physique.
Histologie et physiologie.

Les travaux pratiques de première année durent toute l'année.

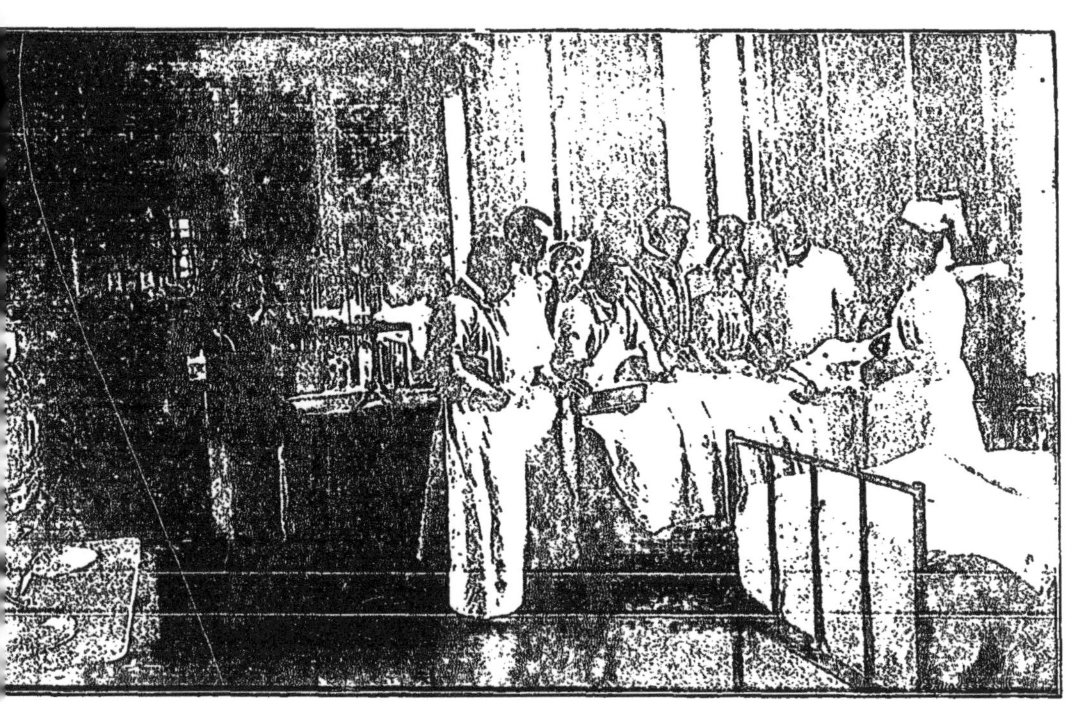

La visite à l'hôpital.

Les travaux comprennent des exercices pratiques par lesquels les étudiants peuvent eux-mêmes s'exercer aux principales manipulations techniques des sciences biologiques et chimiques. Il est bon d'ajouter que les étudiants étant classés par séries, l'enseignement est forcément très rapide. L'étudiant qui voudra se livrer à une étude approfondie de l'histologie ou de la physiologie, devra se faire inscrire à un des laboratoires spéciaux de la Faculté, destinés aux travaux personnels.

Deuxième année.

Dissection.
Physique et chimie biologiques.
Histologie.
Physiologie.

Troisième année.

Anatomie pathologique.
Parasitologie.
12 séances de chimie pathologique.
Médecine opératoire (ligatures, opérations).

En deuxième et troisième année, les exercices de dissection ont lieu en hiver : l'admission à ces exercices n'est prononcée qu'après un examen satisfaisant sur l'ostéologie (étude des os).

Les exercices d'histologie sont annuels.

Le semestre d'hiver est consacré aux élèves de première année, celui d'été à ceux de deuxième et de troisième année.

Les démonstrations de physiologie ont lieu pendant le semestre d'été.

De ces travaux, ce sont certainement les exercices pratiques de dissection qui sont les plus im-

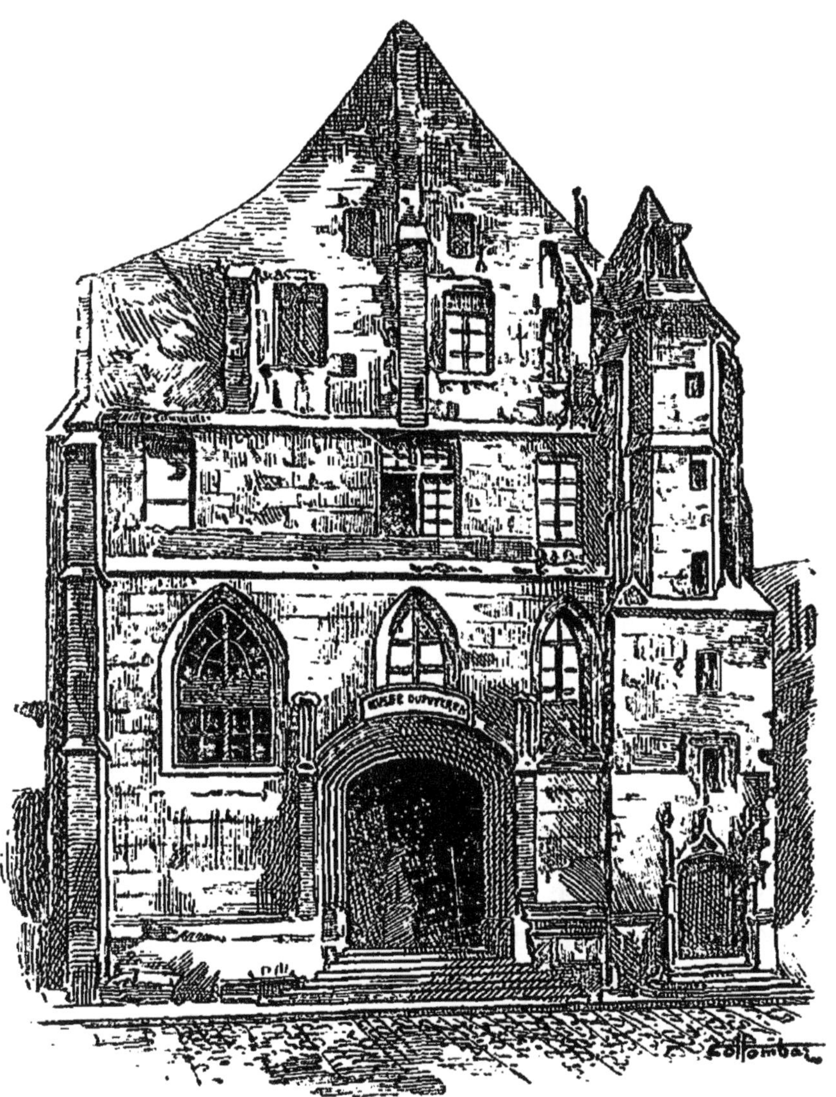

Entrée du Musée Dupuytren.

portants pour les élèves en médecine, l'anatomie étant la base de l'édifice formé par l'ensemble de toutes les connaissances médicales.

Une grande partie du temps qui devrait être

consacré à la dissection, est malheureusement prise par des leçons faites par un personnel enseignant que la Faculté est obligée d'occuper. Nous voulons parler des leçons faites dans les pavillons de dissection par les aides d'anatomie et les prosecteurs. Ces leçons qui devraient être pratiques et en quelque sorte des leçons de choses, sont devenues pour le personnel enseignant des exercices pour se préparer aux concours. Les jeunes aides d'anatomie s'habituent ainsi à la parole en vue du concours du prosectorat, et les prosecteurs font des leçons pour s'exercer au futur concours de l'agrégation. Ces préoccupations, auxquelles la grande masse des étudiants reste étrangère, troublent et abrègent la dissection sans aider les étudiants.

C'est pendant ces deux premières années que les études médicales sont le plus chargées et que le temps de l'étudiant est le plus occupé.

L'élève devra toujours étudier en même temps l'anatomie et la physiologie des organes qu'il est appelé à disséquer, car l'anatomie qui n'est pas rendue vivante par l'étude simultanée de la physiologie, est une étude aride et fastidieuse. « *Nous autres anatomistes*, disait ingénieusement le grand anatomiste Méry, *nous ressemblons aux commissionnaires de Paris, qui connaissent exactement toutes les rues, jusqu'aux plus petites et aux plus écartées, mais qui ignorent ce qui se passe dans les maisons.* » Ce qui se passe dans les maisons, c'est : la *physiologie*.

Quatrième année.

12 séances de travaux de chimie clinique.

Matière médicale botanique;
— — chimique;
— — pharmaceutique.

Ces trois dernières séries de travaux pratiques sont facultatives.

De même la bactériologie.

Cinquième année.

Matière médicale botanique *(facultatif)*;
— chimique — ;
— — pharmaceutique — .

Bactériologie.

Des certificats d'assiduité aux travaux pratiques sont adressés à la Faculté par les chefs de travaux.

En réalité, en quatrième et cinquième année les travaux pratiques sont beaucoup moins sérieux et moins indispensables que les travaux de dissection.

L'étudiant en médecine pourra avantageusement les remplacer par un stage volontaire fait chez un pharmacien instruit qui le mettra au courant de l'aspect des drogues simples et de la préparation des médicaments composés. Certaines connaissances de pharmacie sont indispensables au médecin qui veut faire de la bonne pratique médicale.

Il faut de toute nécessité que le médecin sache le goût, la couleur des médicaments qu'il ordonne, leur incompatibilité. Ces notions s'acquièrent facilement avec un peu de pratique et vous évitent plus tard de graves erreurs dans la rédaction des ordonnances médicales.

B. Stage hospitalier.

Ce devrait être, nous l'avons vu, la partie la plus importante des études médicales, avec la dissection.

Ce stage devrait comprendre, pour être utile, un séjour actif à l'hôpital, pendant lequel, sous la direction d'un médecin autorisé, l'étudiant serait exercé à l'examen des malades avec tous les appareils que comporte la diagnose : urologie, bactériologie, radioscopie, auscultation, etc., etc.; pour la chirurgie, toucher vaginal, rectal, cathétérisme explorateur, etc., etc. De même pour l'ophtalmologie et la laryngoscopie.

Malheureusement le personnel enseignant est insuffisant.

Seule, la grosse clinique, telle qu'on la pratiquait alors que le praticien n'avait que son oreille et ses doigts comme instruments de précision, est enseignée *grosso modo*.

Un très petit nombre de chefs de services s'occupent réellement des élèves. C'est ici que le zèle et l'initiative de l'étudiant devront être mis en valeur. Un étudiant plus expérimenté doit se faire le guide du débutant.

Il serait nécessaire que l'étudiant, d'après les conseils de personnes autorisées, divisât son temps de stage entre les maladies des enfants, des femmes, et les affections de la peau. Pour la chirurgie, il serait également utile qu'il suivît un service de gynécologie, de chirurgie des voies urinaires et un service de cette nouvelle branche de la chirurgie, la chirurgie du système nerveux, récemment créé.

On sait combien le temps accordé au stage est insuffisant et combien il est indispensable que l'étudiant prolonge volontairement son séjour dans les hôpitaux et les cliniques spéciales. Il sera de toute nécessité que l'étudiant, pour compléter ses connaissances cliniques, aille dans une clinique privée (les seules donnant un enseignement régulier) de maladies du larynx et des yeux, ces deux branches si indispensables au médecin qui veut s'établir en province, et même qu'il fréquente le cabinet d'un dentiste. Trois années sont à peine suffisantes pour ces études. Encore la première année consacrée à la clinique générale, aux maladies communes (affections du poumon, du cœur, du tube digestif, maladies générales, etc.), sera bien vite occupée.

Resteront deux années pour les spécialités, et ce n'est que le temps strictement nécessaire.

L'étudiant, soucieux de devenir un médecin instruit, aura donc tout avantage à entrer dans les hôpitaux avec un titre qui lui permettra de soigner les malades et d'avoir une responsabilité médicale, question si importante en pratique. C'est à quoi le conduit l'internat. Les années d'internat sont presque indispensables au docteur qui veut pratiquer la médecine. Non que le concours soit très utile, mais parce que le titre d'interne permet un séjour de *quatre années* consécutives dans les hôpitaux.

L'internat est au médecin ce que l'École polytechnique est à l'ingénieur, et ce qu'est tout apprentissage au métier auquel on se destine. Ce n'est pas la valeur du titre qu'il faut considérer, par une vanité bien ridicule en effet, mais la valeur scientifique que donne l'expérience de chaque jour acquise pendant ces quatre années si fructueuses. L'incontestable avantage des anciens internes des hôpitaux sur ceux qui ne l'ont pas été, réside seulement dans cette expérience pratique qu'on ne saurait que difficilement acquérir autrement. Plus tard, pourvu d'un diplôme, on est bien forcé de faire de la pratique médicale; mais les questions professionnelles, les préoccupations du métier et, disons le mot cru, du *commerce médical*, nuisent beaucoup à l'instruction du docteur établi. C'est pendant le cours même de ses études qu'il doit déjà acquérir la pratique de sa profession. C'est donc avec raison que l'internat est si convoité, c'est donc avec raison que l'élève des hôpitaux est apprécié par la clientèle des malades. Il n'y a pas là une question de fausse vanité, de gloriole déplacée, mais une simple question d'apprentissage du métier.

Que le stage soit donc fait avec le titre d'externe et d'interne et soit prolongé au moins *quatre ans*.

Peu importe, du reste, le médecin d'hôpital qu'on aura choisi et que le hasard vous aura imposé. (Les places des stagiaires sont tirées au sort.) Une fois que vous savez les règles de la semiotique et l'art d'examiner un malade, vous pouvez observer par vous-même et faire de la clinique. Le maître qui a des théories et des idées particulières, est plutôt un danger pour vous. Apprendre à observer et à tirer des conclusions logiques de ces observations, faire de *la déduction*, c'est tout l'art du diagnostic et tout l'art du clinicien. On pourra apprendre la semiologie, mais on n'apprendra pas à penser, à un esprit faux. C'est ce qui explique que certains maîtres illustres n'ont jamais pu arriver à faire un diagnostic juste, malgré leurs brillantes leçons.

En Allemagne, les élèves sont exercés à l'examen des malades. Il existe des cours de diagnose. Il est regrettable que, par une lacune, les Facultés de France n'aient pas institué aussi des cours où les étudiants apprennent la technique du diagnostic médical et chirurgical.

§ II. — ENSEIGNEMENT FACULTATIF

Cet enseignement comprend les cours faits par les professeurs et les conférences faites par les agrégés. Bien que cette opinion puisse paraître paradoxale, dans la pratique, les conférences sont plus utiles aux étudiants que les cours. Cela, pour plusieurs raisons. Les agrégés plus jeunes, moins routiniers, frais sortis des concours, sont plus au courant des récentes découvertes que les professeurs vieillis sous la robe. Ils sont plus actifs, plus zélés, ont plus de temps pour préparer leurs leçons. Plus jeunes, ils se mettent plus à la portée des étudiants dont ils savent mieux comprendre les besoins. Enfin, désireux de se faire remarquer, ils apportent plus de soin à leur enseignement que le professeur en titre qui, arrivé à tout ce qu'il pouvait désirer, n'ayant plus d'ambition, n'a plus de zèle. C'est une loi de psychologie à laquelle personne ne contredira.

Les cours de la Faculté n'ont pas une utilité incontestable. L'étude d'ouvrages classiques bien faits peut les remplacer avec avantage. C'est même une économie de temps pour l'étudiant, la lecture étant plus rapide que l'audition. Les cours de la Faculté sont pour l'étudiant des *distractions*.

Parmi les cours, certains sont faits par des spécialistes et peuvent avoir un intérêt. Les cours libres sont aussi fort utiles et doivent être suivis, répondant à un enseignement pratique.

Quant au cours d'histoire de la médecine, au cours de pathologie externe et interne, au cours de médecine opératoire et d'appareils, aux cours d'histoire naturelle et de pharmacologie, ils semblent d'une absolue inutilité, sauf pour les titulaires des chaires qui touchent des appointements considérables.

Les cours de clinique seraient plus utiles, si les savants qui les professent s'inspiraient mieux des besoins des étudiants et visaient moins à se faire suivre par les médecins étrangers que par les étudiants français.

Les cliniques médicales sont des discours éloquents faits à propos de cas exceptionnels en clinique, pour faire briller le professeur, alors qu'ils devraient être des leçons pratiques portant sur les maladies que le praticien rencontrera le plus souvent.

Nulle part l'étudiant ne t: uvera l'enseignement

de la clinique thérapeutique. Il devra s'adresser à des praticiens exercés et les suivre dans leur clientèle, ou fréquenter les rares services de médecins qui s'occupent de thérapeutique et l'enseignent aux élèves. Ce rôle de professeur de thérapeutique clinique a été délaissé depuis la mort des regrettés Martin-Damourette et Dujardin-Beaumetz. (Dans les hôpitaux, le cahier de visite ne comporte pas d'ordonnance magistrale, mais des médicaments inscrits au Codex.)

Examens et thèse de doctorat.

Ce ne devraient être que des circonstances dans la vie de l'étudiant, malheureusement ils deviennent, par la force des choses, des buts. L'étudiant qui travaille pour devenir un médecin devrait être tout préparé à un examen, quand l'époque d'en subir les épreuves arrive. Malheureusement, les examinateurs, vivant loin des étudiants, ayant oublié les difficultés qu'ils ont eues, ne se mettent que rarement à la portée des élèves. Si les cours de la Faculté sont des exercices oratoires pour le professeur, les examens sont des loteries où les questions sont plutôt destinées à faire valoir le savoir et l'esprit de l'examinateur qu'à éprouver les connaissances acquises par le candidat. Il est peu de bons professeurs, on peut affirmer qu'il existe encore moins de bons examinateurs.

Il faut déplorer avec Maine de Biran que nous n'ayons pas encore trouvé le *psychomètre* pour déterminer non la science acquise, mais la santé et la vigueur de l'esprit. Chez le candidat médecin, ce qui compte, ce n'est pas des connaissances emmagasinées souvent à la hâte et qu'il aura oubliées demain, mais les facultés personnelles, spontanées ; c'est l'énergie non de la mémoire, mais du caractère qu'on devrait pouvoir apprécier chez le candidat, car ce sont ces facultés qui feront le bon médecin, le médecin n'étant pas appelé à être *un savant*, mais un applicateur, *un metteur en œuvres* de notions qui lui sont livrées par les savants. L'examen de Faculté est impropre à faire reconnaître les qualités pratiques du futur docteur. C'est une grande lacune.

Que prouve du reste un examen qui dure vingt minutes pour chaque candidat, et qui porte sur une science aussi étendue, par exemple, que l'anatomie humaine ou la pathologie interne? Ce sont des chinoiseries administratives qu'il faut que l'étudiant subisse.

Le plus grand reproche qu'on puisse faire à des examens portant sur des connaissances médicales, c'est-à-dire sujets à interprétations différentes selon les professeurs, c'est d'être précisément sous la direction des professeurs. Le candidat fréquente, dans la période qui précède l'examen, les cours des professeurs qu'il a la chance d'avoir comme examinateurs. Il fréquente les salles d'examens, recueille les questions favorites des examinateurs, apprend par cœur des manuels, se gave de matières indigestes qu'il s'empresse d'oublier une fois l'examen subi. La préparation d'un examen est toujours un gavage, qui se transforme souvent en une indigestion. La mémoire bourrée ressemble assez à ces plaques de photographe qui, par erreur de l'opérateur, ont reçu des impressions d'images successives : le cliché est surchargé, confus. Au lieu de s'attacher à retenir des faits précis, le candidat apprend les théories mises à la mode par ses professeurs, il se bourre la tête de noms propres.

Le professeur Ranvier disait souvent : « Je ne comprends un examen d'histologie qu'ainsi : enfermez-moi le candidat dans un laboratoire, et donnez-lui un cobaye avec une heure de... réflexion... pour préparer sous une lamelle une préparation bien colorée de tissu conjonctif. S'il réussit... c'est un histologiste ! » Sans pousser cette boutade spirituelle aussi loin, on pourrait avantageusement rendre les examens plus pratiques en forçant les candidats à exécuter ce qu'ils sont destinés à faire plus tard : examiner des malades, poser des diagnostics, instituer des traitements, reconnaître des bacilles, analyser des urines et des crachats, faire des rapports médico-légaux. Ces épreuves pratiques démontreraient leurs vraies capacités médicales.

L'examen oral s'adresse à la mémoire ; l'examen *pratique* ferait reconnaître si vraiment le candidat est capable de remplir son rôle de praticien. Cela éviterait de voir des docteurs, reçus avec félicitations, impropres à rédiger un rapport d'incapacité de travail pour coups ou blessures, ou à libeller une ordonnance complète. Le médecin reçu docteur est obligé de recommencer ses études, s'il veut réussir à s'assurer une clientèle.

Le quatrième examen du doctorat qui porte sur la thérapeutique, devrait être subi à l'hôpital. On ne conçoit guère la possibilité de juger si un médecin saura soigner un malade, en lui faisant rédiger une ordonnance sans malade, une ordonnance théorique. Cette façon de comprendre l'examen médical, ressemble à une épreuve de natation... subie par des candidats en habits noirs auxquels on demanderait d'exécuter une brasse, debout, devant un jury d'examen. C'est à l'œuvre qu'on reconnaît l'artisan. Or, le médecin n'est pas destiné à faire des théories, à soutenir des thèses, mais à soulager une douleur, à traiter une maladie. On ne peut juger ses capacités qu'au lit du malade.

Les épreuves du cinquième examen du doctorat, comprenant la clinique médicale et chirurgicale, se passent bien à l'hôpital, mais dans des conditions peu favorables au sérieux de cette épreuve décisive. Sans doute le candidat a à examiner un malade. Mais, averti de l'hôpital où il passera son examen, il n'a qu'à suivre la consultation, et il connaîtra ainsi le diagnostic posé à l'entrée du malade à l'hôpital. Le plus souvent l'infirmier, pour une modique somme, lui indiquera la nature de la maladie du malade qu'il aura à examiner. Ce sont là les bénéfices des infirmiers attachés aux services des cliniques de la Faculté. Que les candidats me désavouent, si cette méthode n'est pas pratiquée sur une large échelle. L'examen clinique, le plus important de tous, est donc peut-être encore moins sérieux que les autres. C'est un grave danger, puisque cette dernière épreuve est la consécration et le couronnement des études médicales, telles que les étudiants les font actuellement encore en France.

J'ai reçu les confidences d'un agrégé qui s'étonnait à juste titre de la précision des diagnostics portés par les candidats, alors que ceux-ci étaient souvent fort embarrassés de soutenir leur diagnostic et d'expliquer pourquoi ils l'avaient porté. Il fut au comble de la surprise, quand il apprit la petite manœuvre frauduleuse qui consiste pour l'infirmier à tenir la liste des diagnostics et à indiquer au candidat, une fois le numéro du lit du malade donné, le nom de la maladie. C'est un jeu d'enfants.

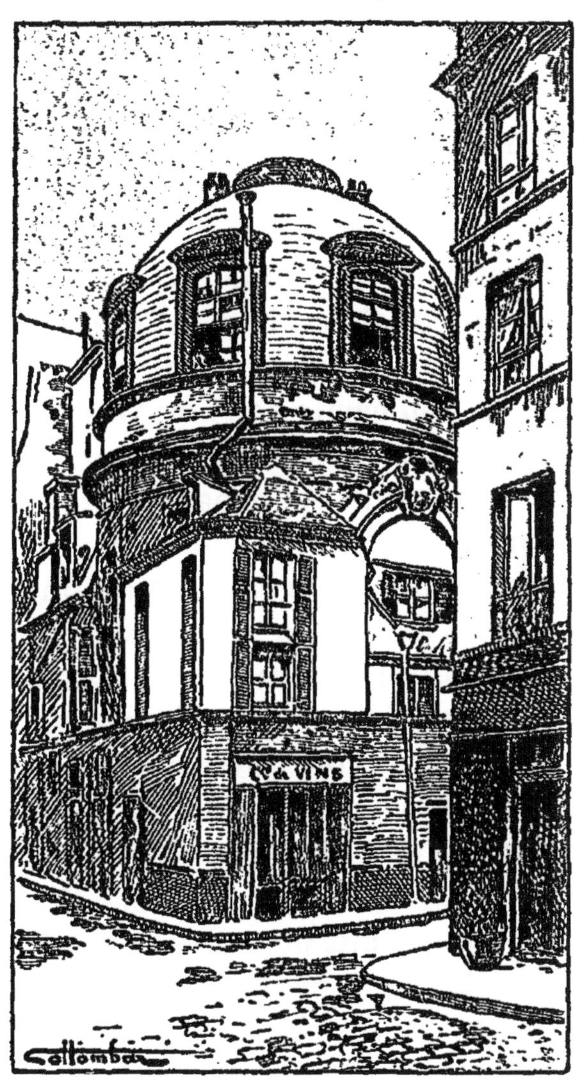

L'ancienne Faculté de Médecine de Paris.

Grâce à ce jeu cependant, on fait des docteurs qui n'ont jamais examiné un malade et sont incapables de poser un diagnostic sérieux, une fois qu'ils ont une clientèle.

Toutes ces fraudes pourraient facilement être rendues impossibles, si, pendant le stage dans les hôpitaux, on exigeait, comme cela se passe en Allemagne, que les stagiaires examinassent chacun à tour de rôle un malade qui leur soit inconnu, cela devant le médecin du service. Celui-ci donnerait des notes d'après ce que les stagiaires feraient sous ses yeux, et, quand il les jugerait assez capables dans l'art du diagnostic, il leur permettrait de subir un examen définitif. Cet examen consisterait à rédiger une observation, suivie d'un traitement et d'un pronostic. Cette observation écrite sous les yeux des examinateurs, permettrait de juger si le candidat *sait observer*. Tout élève qui est capable de rédiger une bonne observation clinique, complète, méthodique, claire, est par cela même capable de faire un diagnostic. Ce serait autrement démonstratif que le simulacre d'examen fait par un élève qui a connu l'opinion d'un médecin sur ce malade.

A chaque concours du Bureau central pour l'admission des candidats qui se destinent à être médecins des hôpitaux, on est frappé de l'insuffisance de candidats très érudits, très éloquents, qui commettent de grossières erreurs de diagnostic. Cela tient évidemment à ce que les travaux de laboratoire, plus à la mode de nos jours, absorbent le temps des candidats, ainsi que les travaux de conférences et de bibliothèque. En voulant faire des médecins des savants et des bibliophiles, on s'expose à voir se perdre la bonne tradition française livrée par nos grands cliniciens, cette sûreté de coup d'œil, cette finesse d'auscultation, ce tact de la main, qui faisaient que les Dupuytren, les Piorry, les Louis, les Trousseau étaient des maîtres.

Les candidats au diplôme de docteur en médecine subissent 5 *examens* et soutiennent une thèse.

Comme le 3e et le 5e examen sont divisés en deux parties, c'est en réalité 7 examens qu'ont à subir les aspirants au grade de docteur.

Le *1er examen* porte sur les matières suivantes :

Anatomie, moins l'anatomie topographique.

Epreuve pratique de dissection qui comprend une préparation anatomique sur le cadavre et une découverte d'organe faite *ex abrupto*.

Le *2e examen* porte sur les connaissances du candidat en *histologie* et en *physiologie* (y compris la physique biologique et la chimie biologique).

Le *3e examen* comprend deux parties.

Première partie. — Médecine opératoire et anatomie topographique. Epreuve pratique comportant une ligature d'artère et une opération, amputation le plus souvent.

Pathologie externe et chirurgicale.

Accouchements.

La pathologie externe comprend l'ophtalmologie (maladies des yeux), les maladies des oreilles et du nez, les maladies des organes génitaux... Énorme programme qui devrait comporter des examens pratiques permettant de reconnaître si l'élève sait se servir du laryngoscope, d'un ophtalmoscope, etc..., connaissances pratiques qu'il est obligé d'acquérir à ses frais, une fois reçu docteur, sous peine de les ignorer toute sa vie.

Il est utile d'ajouter que nul *programme* détaillé des matières n'existe pour cette véritable encyclopédie qu'on propose à la mémoire du malheureux candidat, qui en quelques mois doit passer en revue la valeur de gros traités souvent faits par des compilateurs sans aucune donnée pratique. L'étudiant est perdu au milieu de cet amas de connaissances, il ne sait lesquelles il doit acquérir, et il va au hasard dans ses études. C'est un gavage hâtif, une mémoire fatiguée sans profit. Les cours de la Faculté ne passent ces matières en revue qu'en plusieurs années, l'élève est obligé d'apprendre tout en quelques mois.

L'élève ne fait que des simulacres d'opération sur le cadavre. Il est reçu docteur, sans avoir jamais ouvert un abcès, fait une amputation de doigts sur le vivant, une lithroticie ou une version. Heureux quand il a pu approcher assez près d'un chirurgien des hôpitaux, pour se rendre compte des difficultés à vaincre et des écueils à éviter. Il ne passe aucun examen sur les matières que connaît très bien un infirmier. Le plus souvent, il ne sait pas les principes de l'asepsie et de l'antisepsie. Il faut qu'il ait fréquenté un service de chirurgie pour savoir effectuer un pansement, mais il n'a jamais fait un appareil plâtré ni réduit une luxation. Toutes ses connaissances sont théoriques. Le premier infirmier en sait plus que lui qui va être docteur et exercer demain. Tout ce qu'il n'a pas fait étant étudiant, il sera appelé à le pratiquer, une fois reçu docteur, sur son premier client. Quelle habileté chirurgicale peut-on demander à un docteur qui n'a rien appris que dans les livres?

DEUXIÈME PARTIE. — Pathologie générale, parasites animaux, végétaux microbes.

Pathologie interne; épreuve pratique d'anatomie pathologique.

Un examen d'une heure pour plusieurs candidats, comprend les matières de cinq gros volumes au minimum.

Le 4e *examen* : Thérapeutique; Hygiène; Médecine légale; Matière médicale, avec application des sciences physiques et naturelles.

La thérapeutique, cette raison d'être du médecin, est théorique. On exige un rapport médico-légal, sans qu'il y ait de sujet, ni d'autopsie. Cependant il existe un cours intitulé *pratique* à la Morgue de Paris.

Le 5e *examen* : PREMIÈRE PARTIE. — *Clinique externe; Clinique obstétricale.*

DEUXIÈME PARTIE. — *Clinique intime.*

Ces deux examens sont subis dans les cliniques de la Faculté. Ils comprennent chacun l'examen de deux malades atteints de maladies internes ou chirurgicales. Les maladies de la peau, les maladies des enfants et des femmes, ne font pas partie des épreuves, ou c'est tout à fait par hasard qu'on s'assure des connaissances acquises par le candidat sur ces branches si importantes de la clinique. Reçu docteur, l'étudiant devra compléter ses connaissances en fréquentant les cliniques des spécialistes qui l'initieront aux difficultés de la dermatologie, de la gynécologie et de la clinique infantile.

Vient la thèse. Le sujet de ce travail reste au choix du candidat. Le plus souvent, l'élève va demander un *sujet* de thèse à un de ses maîtres qui lui fait défendre ses théories personnelles et, étant président du jury, reçoit la thèse dont il est l'*inspirateur*. De la sorte, la thèse n'est donc pas un travail personnel. C'est une compilation ou une suite d'observations dont un très petit nombre sont personnelles. Le travail de la thèse n'a le plus souvent aucune valeur. Cela rapporte de l'argent à la caisse de la Faculté et à l'éditeur.

En Allemagne, la thèse consiste dans la rédaction d'une seule observation prise par l'élève, suivie de réflexions. C'est un travail original. Du reste, le médecin praticien peut se dispenser de cette épreuve qui, au point de vue pratique, ne démontre rien.

Le public attache une grande importance à la thèse. *Passer sa thèse*... l'expression sonne bien. C'est du papier noirci. Il suffit de parcourir les thèses passées à la Faculté de Paris, pour reconnaître que pas une sur cinquante ne mérite d'être lue. Le Dr Cabanès a interrogé les professeurs sur leur opinion au sujet de l'épreuve de la thèse ; presque tous ont été pour le maintien. Demandez aux employés de l'octroi s'ils sont pour le maintien des droits d'entrée, ils répondront tous oui.

C'est la thèse qui rapporte le plus à la caisse de la Faculté. Elle doit être maintenue. Personne ne lit les thèses, pas même les juges qui doivent les examiner. La preuve en est que le président qui

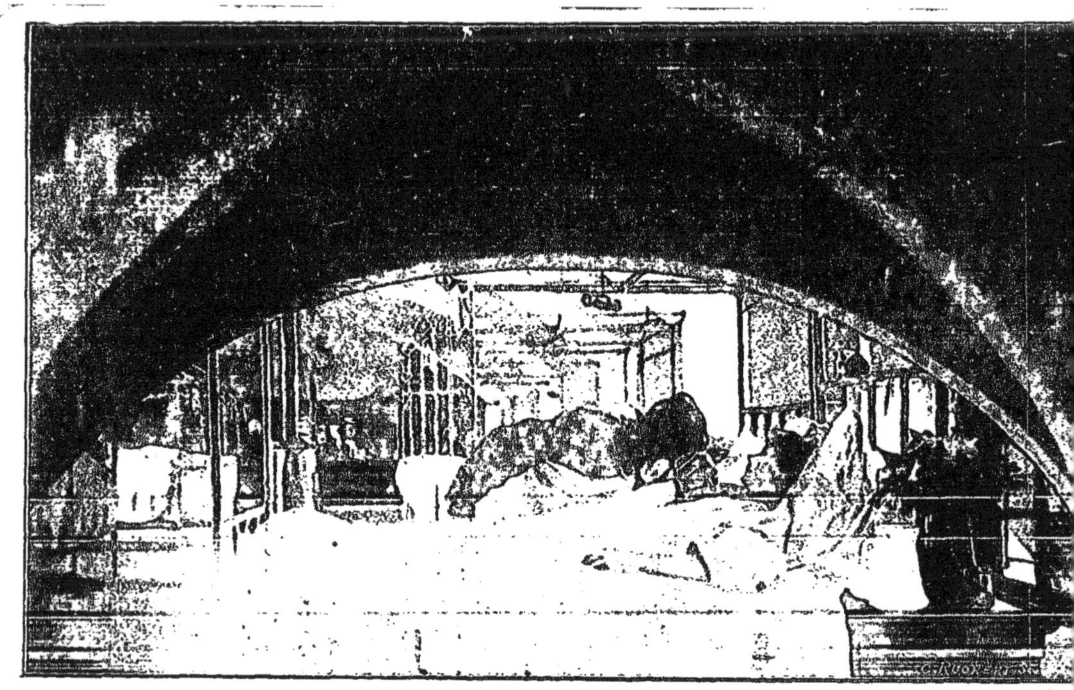

L'auscultation (d'après la fresque de la Salle de garde de la Charité, à Paris).

devrait les lire avant de signer le manuscrit pour donner le bon à tirer, est souvent obligé de la refuser ensuite, à la lecture qu'il est *obligé* de faire pendant la soutenance même, à l'examen. C'est donc une simple formalité, une formalité *coûteuse* pour les familles, ennuyeuse pour l'étudiant, inutile pour tout le monde. Il suffirait de la remplacer par un droit perçu à la fin des études, droit donnant le titre de docteur une fois payé, puisque tout se paye à la Faculté, même les professeurs dont personne n'écoute les leçons. En Allemagne, les professeurs sont payés par les élèves. Les professeurs qui n'apprennent rien, ne font pas de cours, les élèves ne les payant pas. Il y a une émulation utile qui ne peut exister de la part d'un professeur à traitement fixe. Cette comparaison a été souvent faite, depuis 1869, date où M. Jaccoud a rédigé un rapport sur les Universités allemandes, rapport suivi de beaucoup d'autres. En 1898, on a institué un cours *payant* sur la demande de M. Hartmann, agrégé de chirurgie. Le cours, portant sur des opérations faites sur le cadavre, n'avait en réalité que peu d'intérêt pour les élèves déjà obligés de payer des travaux pratiques de médecine opératoire. C'était un double emploi. En réalité, cela n'a rien changé au fonctionnement suranné de la vieille Faculté de médecine de Paris. On a reconstruit les bâtiments, mais le fonctionnement, dont les défectuosités sont évidentes, reste identique. Somme toute, nous allons le voir, c'est à l'hôpital ou dans la pratique que le docteur apprend son métier. Le passage à la Faculté ne doit être qu'une formalité.

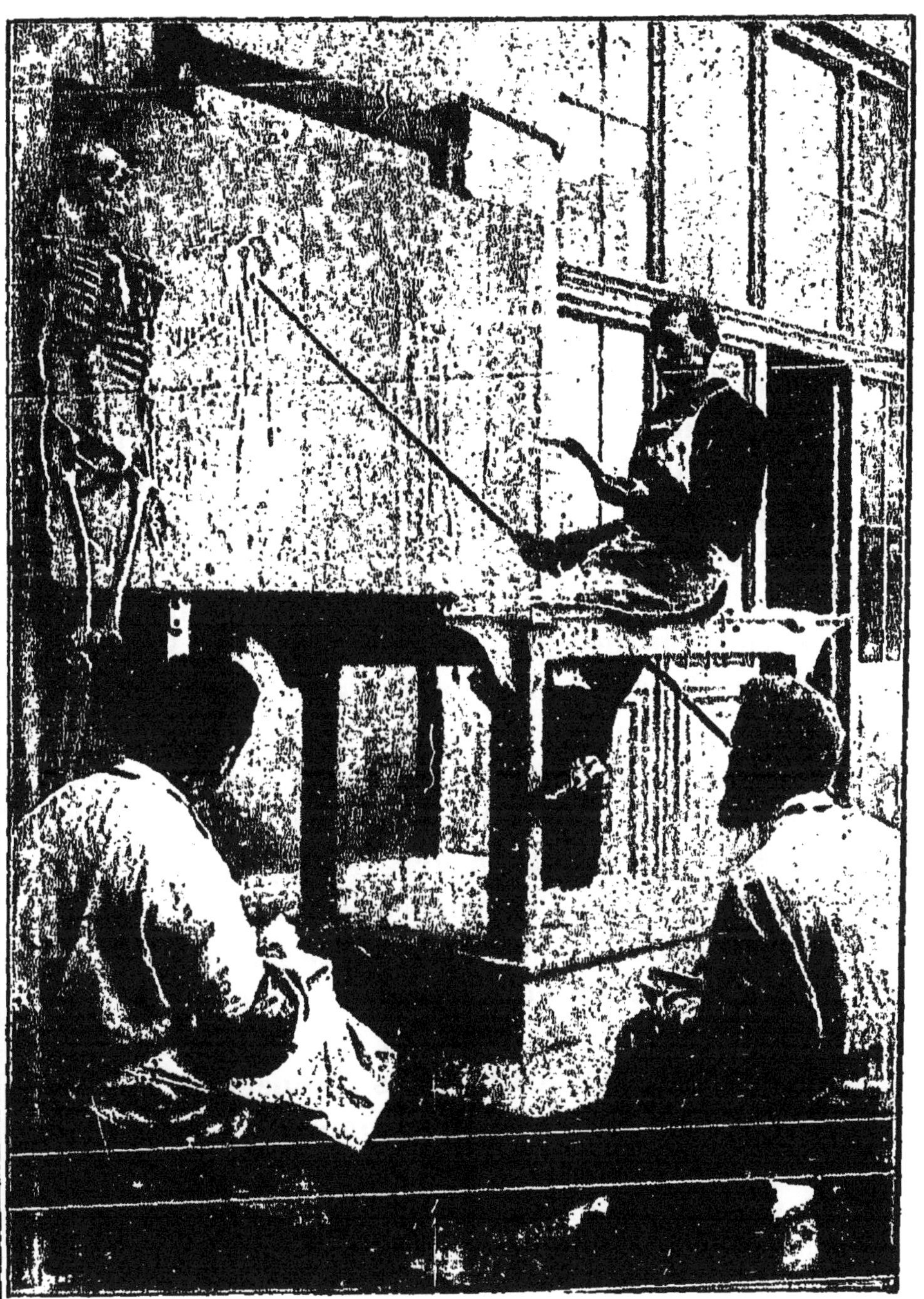

La leçon d'ostéologie.

CHAPITRE II

Des concours, des prix pendant les études médicales.

Il existe deux concours dont les étudiants en médecine peuvent subir les épreuves pendant leurs études : l'*externat* et l'*internat* des hôpitaux. Ces concours dépendent de l'Assistance publique et donnent droit au titre d'externe et d'interne des hôpitaux de Paris. Il existe également un internat pour les hôpitaux de Lyon, de Bordeaux, d'Amiens, de Marseille, de Montpellier, etc... Un concours pour l'obtention des places d'internes dans les asiles d'aliénés de la Seine est destiné à ceux qui veulent se spécialiser plus tard dans l'étude des maladies mentales. Enfin l'hôpital Rothschild, l'hôpital de Saint-Denis, l'hôpital Saint-Joseph, l'hôpital Saint-Jacques, l'infirmerie de Saint-Lazare, etc..., occupent un certain nombre d'internes qui ont droit au logement et à 600 francs d'indemnité par an.

La Faculté de médecine de Paris compte également un certain nombre de prix et de concours pour l'obtention des bourses de doctorat. Les prix sont surtout destinés à récompenser les thèses, inspirées par des professeurs qui veulent donner un certain relief à leurs élèves. Les concours de bourses sont destinés aux étudiants n'ayant pas de moyens pécuniaires suffisants, mais en réalité tous les étudiants ayant obtenu la mention *bien* à leur dernier examen, peuvent s'y présenter. Les bourses sont de 600 francs par an.

Il existe également un concours pour les élèves internes des hôpitaux. Depuis quelques années, ce concours est divisé pour les internes en médecine et les internes en chirurgie. La médaille d'or en médecine ou en chirurgie est obtenue par les internes qui veulent y concourir en quatrième année d'internat. Elle donne droit à une bourse de voyage et à une prolongation d'une année dans les fonctions d'interne.

L'élève médaille d'or peut, en outre, passer sa thèse de doctorat, prérogative refusée aux internes qui ne peuvent subir les épreuves de la thèse qu'une fois les quatre années d'internat écoulées.

Les concours de l'adjuvat et du prosectorat sont réservés aux étudiants se destinant à être chirurgiens des hôpitaux. Ce concours de l'adjuvat, qui devrait être accessible à tous les étudiants en médecine, est réservé par tradition aux élèves internes des hôpitaux. On a dit beaucoup de mal et beaucoup de bien de l'internat des hôpitaux de Paris. Il ne mérite

« Ni cet excès d'honneur ni cette indignité. »

En réalité, le concours de l'internat comporte des épreuves qui ne mettent nullement en valeur l'*intelligence* ou les *connaissances pratiques de l'étudiant*. La première épreuve comporte une composition écrite sur un sujet d'anatomie normale et de pathologie externe ou interne pour laquelle il est accordé deux heures aux concurrents. Cette épreuve est éliminatoire. Une épreuve orale de dix minutes sur un sujet d'anatomie et de pathologie est définitive. Ces deux épreuves sont subies à l'Assistance publique et jugées par des médecins et chirurgiens des hôpitaux tirés au sort.

La préparation au concours de l'internat est une grosse perte de temps pour l'étudiant en médecine, temps qu'il passe à apprendre des théories et des questions d'une utilité douteuse pour sa carrière de praticien. La préparation de ce concours est un travail de bibliothèque qui comporte un entraînement de routine et n'a en réalité aucune utilité pratique. Seul le séjour de quatre années dans les hôpitaux de Paris est d'un bénéfice véritable pour celui qui veut le mettre à profit. On a déplacé les termes de la question. Ce n'est pas le titre d'interne qui a de la valeur, c'est l'apprentissage professionnel subi par l'étudiant pendant son internat.

On peut devenir un excellent praticien en fréquentant les hôpitaux à titre bénévole, sans passer par l'internat. Il nous sera loisible de faire remarquer aux entichés de concours que ni Hippocrate, ni Galien, ni Bœrhaave, ni Sydenham, ni Bordeu, ni Fagon, le médecin de Louis XIV, ni Bretonneau, ni Villemin, précurseur de Koch, ne furent internes des hôpitaux de Paris! On s'entend cependant pour leur accorder quelque valeur. Et parmi nos contemporains, ni le professeur Strauss, élève de Pasteur, ni le chirurgien Picqué ne furent internes des hôpitaux, pas plus que Duchesne de Boulogne, Marchal de Calvi, Roux et Yersin et tant d'autres savants qui, à eux seuls, ont plus produit que toute la corporation des internes réunis.

Méfiez-vous donc des coteries et des titres, et méprisez le vieil adage :

« Nul n'aura de l'esprit, hors nous et nos amis. »

Il est regrettable, très regrettable que le titre d'interne soit considéré comme une consécration du talent médical et exigé dans les concours ultérieurs. La Faculté de Paris et les hôpitaux gagneraient beaucoup à ouvrir les concours de l'agrégation et du Bureau central à ceux qui ne furent pas internes. Tous les esprits ne se

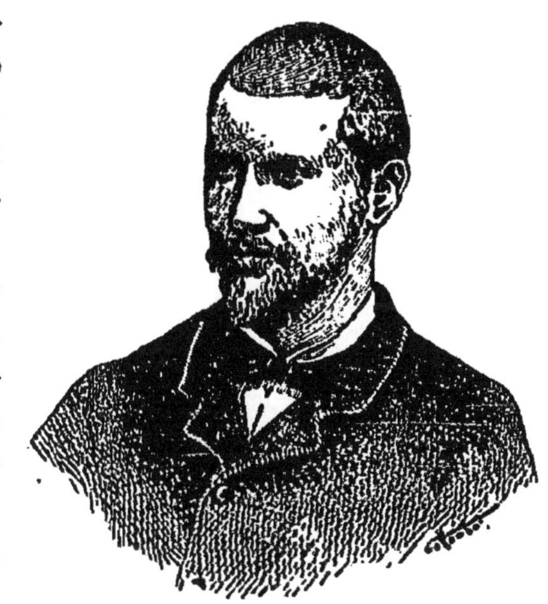

Dr Yersin (1863), Immunisation contre la peste.

plient pas à la discipline routinière des concours, à la filière humiliante des démarches, et surtout à la flatterie nécessaire comme qualité primordiale de ceux qui veulent arriver. La souplesse d'échine qu'on exige des *arrivistes* dégoûte, à juste raison, les esprits indépendants, et pour être un vrai médecin il faut être indépendant. Les docteurs Yersin, Roux ne furent ni internes, ni agrégés, ni quoi que ce soit; cependant leur valeur est incontestablement supérieure à celle de n'importe quel professeur de notre Faculté de Paris.

Il existe actuellement deux catégories de médecins :

1° Les petits, les pelés, les misérables, *indépendants* isolés, n'ayant pas subi les concours;

2° Les grands, coalisés, issus de l'internat de Paris, faisant valoir leur titre et faisant partie d'une association d'admiration mutuelle.

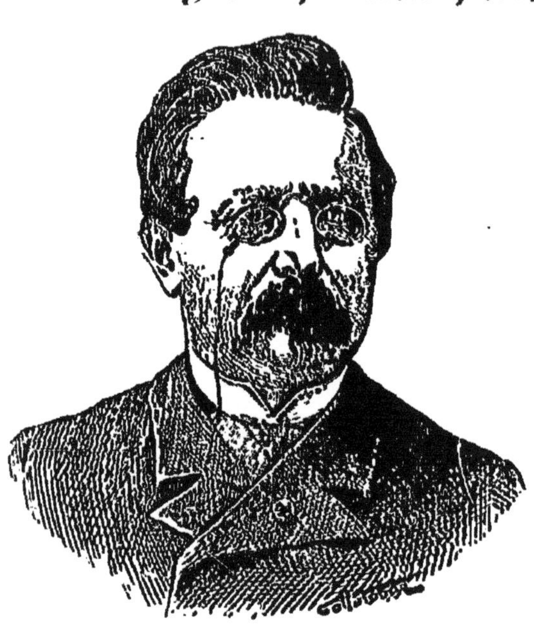

Dr Villemin (1865).
découvre la contagiosité de la phtisie.

Que l'étudiant sache ne pas s'inféoder à ces coteries ni plier le genou devant le « Magister dixit ».

Rien n'est plus pernicieux à la sûreté du jugement, à la science du médecin, que d'accepter les théories toutes faites, les doctrines de professeurs, doctrines et théories qui ne vivent que le temps durant lequel le maître professe. Sachez penser par vous-même et être original. Quelle honteuse sujétion que celle d'être des disciples jusqu'à 40 ans, sous prétexte qu'il faut être d'une école et avoir un protecteur pour arriver aux concours !

L'internat ne doit pas être un but, mais une épreuve qu'on subit, parce qu'il est bon de faire un apprentissage; mais si vous êtes supérieur au concours, sachez vous en passer. Deux heures bien employées à l'hôpital ou au laboratoire, deux heures de travail personnel valent mieux qu'une semaine passée à prendre des notes dans des ou-

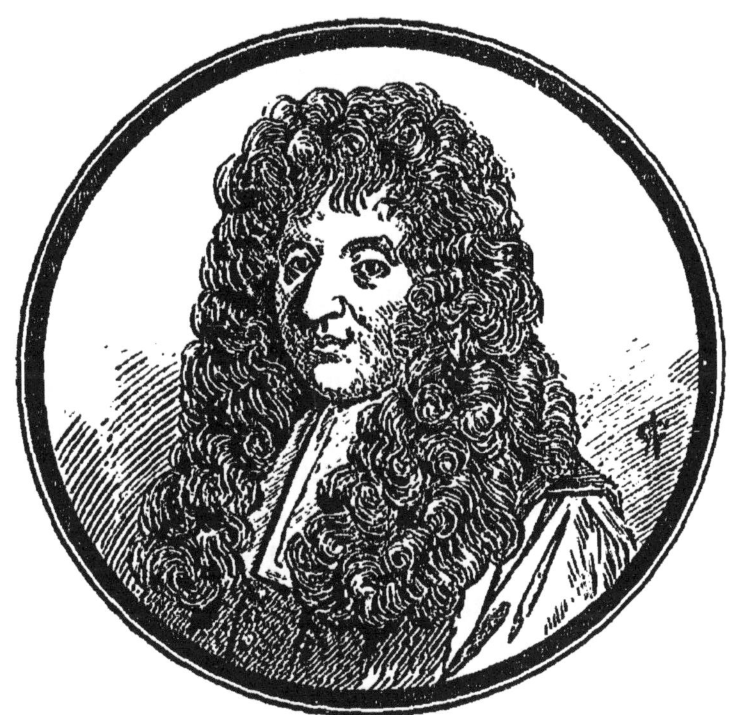

Guy-Crescient Fagon,
médecin de Louis XIV.
(1638-1718.)

vrages de compilation et à user vos chausses sur les bancs de conférences d'internat, car les internes instituent des conférences destinées à exercer les futurs concurrents aux épreuves du concours. Ces conférences sont une véritable dégradation intellectuelle, elles forcent l'étudiant à suivre une discipline qui lui règle jusqu'à l'emploi de son temps et au programme de ce qu'il doit apprendre chaque semaine. C'est le gavage intensif : question en deux heures, en une heure, en dix minutes, travail de mémoire qui a un si fâcheux retentissement sur l'évolution mentale du jeune homme. Si vous arrivez à l'internat, il faudra passer plusieurs mois à faire votre lessive intellectuelle, à vous dégager de cette façon de travailler, ou vous arriverez à ne produire rien d'original et de personnel. La première année d'internat devra être employée à voyager, à visiter les laboratoires étrangers et à comparer la valeur des études en France et en Allemagne, par exemple.

Nous ne traitons dans ce chapitre que les concours dont on peut subir les épreuves pendant ses études : externat, internat, bourses de Faculté, etc. Une fois docteur, d'autres concours s'offrent à l'activité et à l'ambition du jeune docteur : le concours du Bureau central (pour être médecin des hôpitaux) et le concours de l'agrégation des Facultés de médecine.

Ces concours supérieurs sont malheureusement très exclusifs, en ce sens que seuls les anciens internes des hôpitaux peuvent y prendre part avec quelque chance de succès, non parce qu'ils ont plus de valeur que les autres concurrents, mais parce qu'eux seuls sont connus des membres du jury (1). Toute la critique de ces concours est contenue dans cette phrase que j'emprunte à un maître

(1) Il n'y a que deux exceptions à faire à cette règle : le professeur Straus, médecin des hôpitaux, n'avait pas passé par l'internat ; le chirurgien Piqué, des hôpitaux de Paris, a commencé ses études au Val-de-Grâce et n'a pas passé par l'internat. Mais ici les exceptions confirment la règle.

dans les hôpitaux : « *Je ne conseillerai jamais à quelqu'un de concourir aux hôpitaux, s'il n'a pas été l'élève d'un professeur qui veuille le soutenir et qui soit au moins membre de l'Institut.* » Retenez l'avis, il est bon, car le conseilleur était orfèvre.

Le procès des concours médicaux a été jugé depuis longtemps. M. le comte Beugnot, dans un rapport officiel, disait à la Chambre des pairs dès 1847 :

« En rejetant la responsabilité des choix sur un jury qui ne survit pas au jugement qu'il a rendu, le concours donne, sous les dehors d'une équité rigide, un libre cours aux *influences illégitimes et cachées.* »

C'est la condamnation des concours en quelques paroles autorisées.

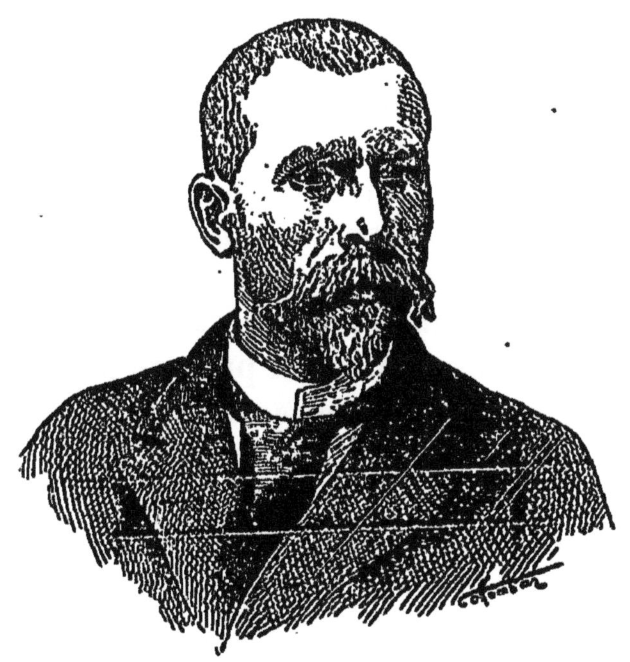

Dr Roux,
Sérothérapie du croup.

CHAPITRE III

Budget de l'étudiant en médecine.

A. *Prix des études médicales.*

Le père de famille qui désire que son fils soit médecin, doit approximativement connaître ce que celui-ci devra dépenser sans mener une existence fastueuse, mais aussi sans être gêné dans ses besoins primordiaux. Il est évident que dans certaines villes de province où il existe des Écoles préparatoires à des Facultés, la vie d'un étudiant est beaucoup moins coûteuse qu'à Paris. Quand l'étudiant habite une province dans laquelle existe une ville pourvue d'une Faculté de médecine, il aura tout avantage à venir y faire ses études médicales. Le ridicule préjugé qui s'attache à la valeur spéciale des études faites à Paris est une des conséquences de notre système de centralisation qui, d'administratif, est devenu universitaire et intellectuel. Il faut s'attacher à combattre un préjugé aussi ridicule et aussi fatal aux étudiants. La Faculté de Paris est en effet encombrée d'étudiants, les études y sont plus difficiles en raison même de cet encombrement ; les examens, tout en y étant plus difficiles, y sont peut-être moins sérieux que dans les Facultés de province. De plus, il existe à Paris toute une série d'entraînements qui fait que l'étudiant qui n'a pas sa famille à Paris, s'y trouve perdu et en butte à de terribles tentations.

Il entre naturellement dans le budget de l'étudiant deux parties : une invariable ou à peu de chose près, ce sont les frais d'études ; l'autre variable, suivant que l'étudiant est à Paris ou en province.

Le tableau suivant donnera une idée des frais nécessaires pour faire ses études médicales jusqu'à l'obtention du titre de docteur en médecine.

B. *Dépenses obligatoires d'études.*

I. — Droits d'inscription, de bibliothèque et de travaux pratiques.

Ces droits sont perçus par trimestre. — Ils sont acquittés par les étudiants lors de la prise des inscriptions trimestrielles et se décomposent comme suit :

Droit trimestriel d'inscription	30 fr. ».
Droit trimestriel de bibliothèque	2 fr. 50.
Droit trimestriel de travaux pratiques ...	15 fr. ».
Total......	47 fr. 50.

Chaque inscription trimestrielle revient donc uniformément à 47 fr. 50 pour chacune des quatre années de scolarité, soit, pour les seize inscriptions réglementaires : 760 francs.

II. — Droits d'examens et de certificats d'aptitude.

En s'inscrivant pour un examen qu'il se propose de subir, le candidat consigne une somme de 55 francs.

Cette somme représente les droits suivants :

Droit d'examen ou épreuve	30 francs.
Droit de certificat d'aptitude	25 —
Total......	55 francs.

Soit, pour les 7 examens prévus par le décret du 31 juillet 1893 : 385 francs.

En cas d'ajournement ou d'absence non excusée, il est fait remboursement au candidat de la somme représentant les droits de certificat d'aptitude, soit : 25 francs.

III. — Droits de thèse.

Le montant des droits consignés en vue de la thèse est de 240 francs.

Dans cette somme sont compris les droits suivants :

Droit de thèse	100	francs.
Droit de certificat d'aptitude de la thèse.	40	—
Droit de diplôme	100	—
Total......	240	francs.

En cas de refus de la thèse il est fait remboursement au candidat de la somme représentant les droits de certificat d'aptitude et de diplôme, soit : 140 francs.

IV. — Récapitulation.

Droits d'inscription, de bibliothèque et de travaux pratiques	760	francs.
Droits d'examen et de certificats d'aptitude.	385	—
Droits de thèse, de certificat d'aptitude à la thèse et de diplôme	240	—
Total.....	1.385	francs.

C. *Budget des dépenses indispensables à l'étudiant en médecine.*

Ce budget est évidemment très variable selon les goûts de l'étudiant et la fortune des parents. Nous ne pouvons donner qu'un schéma très approximatif, mais qui, dans ses principales lignes, sera utile aux familles pour régler les dépenses du jeune homme dans de justes limites. M. A. Tissot, qui, dans les publications Hachette, a donné ces chiffres, nous paraît être dans une très équitable appréciation des dépenses possibles et nécessaires pour un étudiant appartenant à la classe moyenne, c'est-à-dire en ne menant ni une vie besogneuse, ni une existence de plaisirs luxueux.

1re année (physique-chimie).............	300	francs.
4 années de médecine....................	1.305	—
Livres, 50 fr. par an, pendant 5 ans....	250	—
Chambre, 400 fr. par an pendant 5 ans..	2.000	—
Nourriture, 1.200 fr. par an, pendant 5 ans..............................	6.000	—
Divers, 80 fr. par mois, pendant 5 ans.	4.800	—
TOTAL................	14.655	francs.

Soit par année... 2.931 fr.
Par mois......... 245 fr.

L'étudiant pauvre pourra aider à ses ressources par l'obtention des bourses de doctorat, au besoin par quelques répétitions privées, ou même par des travaux de traduction. L'externe des hôpitaux peut toucher de 30 à 50 francs par mois (selon l'éloignement de l'hôpital qu'il a choisi); l'interne, de 600 à 1.200 francs par an (selon l'année d'internat). Il est logé aux frais de l'Assistance publique.

Les internes nomment un économe, choisi dans chaque salle de garde parmi leurs collègues. C'est lui qui règle les dépenses relatives à la nourriture qui n'est plus donnée par l'hôpital et reste aux frais des internes.

Enfin, dans la dernière année, l'étudiant pourra faire des remplacements de médecins, qui aideront et à son apprentissage et à son budget de la façon la plus utile.

D. *Étudiant en province.*

L'étudiant en province aura sur l'étudiant de Paris plusieurs avantages : la vie sera à meilleur marché, le confort plus facile à acquérir, l'hygiène souvent meilleure. Nous ne pouvons passer en revue tous les sophismes de la jeunesse paresseuse, mais celui-ci mérite qu'on s'y arrête. On l'entend formuler ainsi : les études sont supérieures à Paris, on ne travaille bien qu'à Paris! A quoi nous répondrons : tous les grands médecins ou presque tous ont commencé leurs études médicales en province et s'en félicitent. Et ensuite par cette citation d'un grand naturaliste, Hæckel : « Les productions scientifiques des universités sont en raison inverse de leur grandeur. »

Les cours des Facultés de province, sans être terre à terre, sont plus à la portée des étudiants, et les assistants y sont moins nombreux. Les travaux pratiques sont plus fructueux, parce que les préparateurs peuvent donner des conseils plus fréquents à des travailleurs moins nombreux. En province, pour ne prendre qu'un exemple, les sujets ne manquent jamais aux salles de dissection; à Paris, l'encombrement a été tel dans ces dernières années que plusieurs fois les cadavres ont manqué aux jeunes anatomistes. Un étudiant arrive à peine à disséquer *4 sujets* pendant ses études. Les professeurs connaissent mieux les besoins des étudiants. Enfin, dans une ville de province, l'étudiant est moins facilement accessible à ce qu'on appelle la vie du *quartier Latin*, cette plaie des étudiants parisiens dont un grand nombre finissent par mourir, et qui laisse toujours dans leur caractère futur d'homme des traces fâcheuses.

E. *Étudiant à Paris.*

Le seul avantage incontestable de la vie à Paris pour l'étudiant en médecine, ce sont les hôpitaux et la culture esthétique. Musique, sculpture, peinture, théâtres, il a tout à sa portée, mais sait, il est vrai, rarement en profiter. Par contre, il existe plus d'éparpillement, de perte de temps, de tentations malsaines.

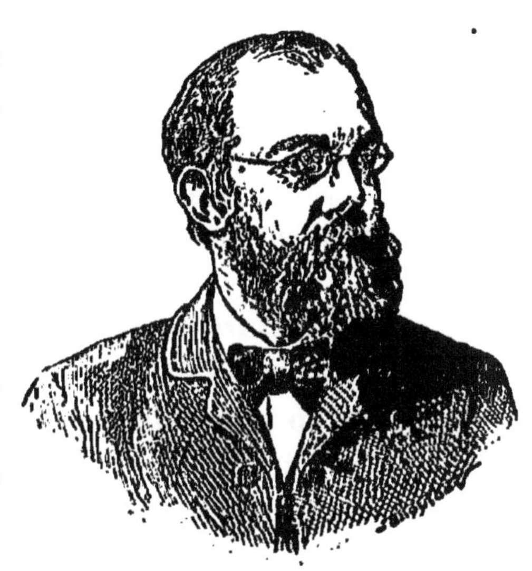

Le Dr Koch (1882), découvre le bacille de la tuberculose.

En province, les nuits sont plus souvent ces nuits de repos qui laissent des matinées libres et pleines d'énergie. A Paris, de stupides habitudes de routine, de prétendus plaisirs forcent l'étudiant à veiller tard, à déserter sa chambre pour la brasserie ou même le champ de courses. Cette dernière contagion est à signaler comme une épidémie morale qui sévit sur les étudiants depuis ces récentes années.

Que l'étudiant écoute et suive sur ce point les conseils du poète :

Et d'abord, sois fidèle à la chambre d'étude ;
Prends-y sur chaque jour, d'une stricte habitude,
Un temps pour la pensée et pour la solitude.

Fais-en le port caché, l'abri sûr et charmant
Où, dans la paix du cloître et le recueillement,
Tu puisses te trouver toi-même à *tout moment.*

Laisse à ses vanités l'oisif qui te réclame,
Qui, sans *même* savoir se chauffer à ta flamme,
Pour dorer son néant ferait brûler ton âme.

N'ouvre qu'à peu d'amis ton cœur et ta maison,
Car ils sont rares ceux qui, sans autre raison,
Te cherchent pour toi-*même* et dans toute saison.

Si ce livre était un livre de morale, nous serions autorisé à dire à l'étudiant : Fuis ces imbéciles qui n'ont d'autre passe-temps que de jouer aux cartes ou d'altérer leur santé en avalant des bocks. Fuis surtout la sotte vanité des amours vénales ; — et si nous avions la place nécessaire, nous citerions les belles pages que Michelet a dédiées aux étudiants dans son livre de *l'Amour*. Tout dépend ici de l'importance qu'on attache au prix de la vie humaine et à la valeur du temps : le temps perdu pendant les études est irrémédiablement perdu ; on ne le sait que plus tard.

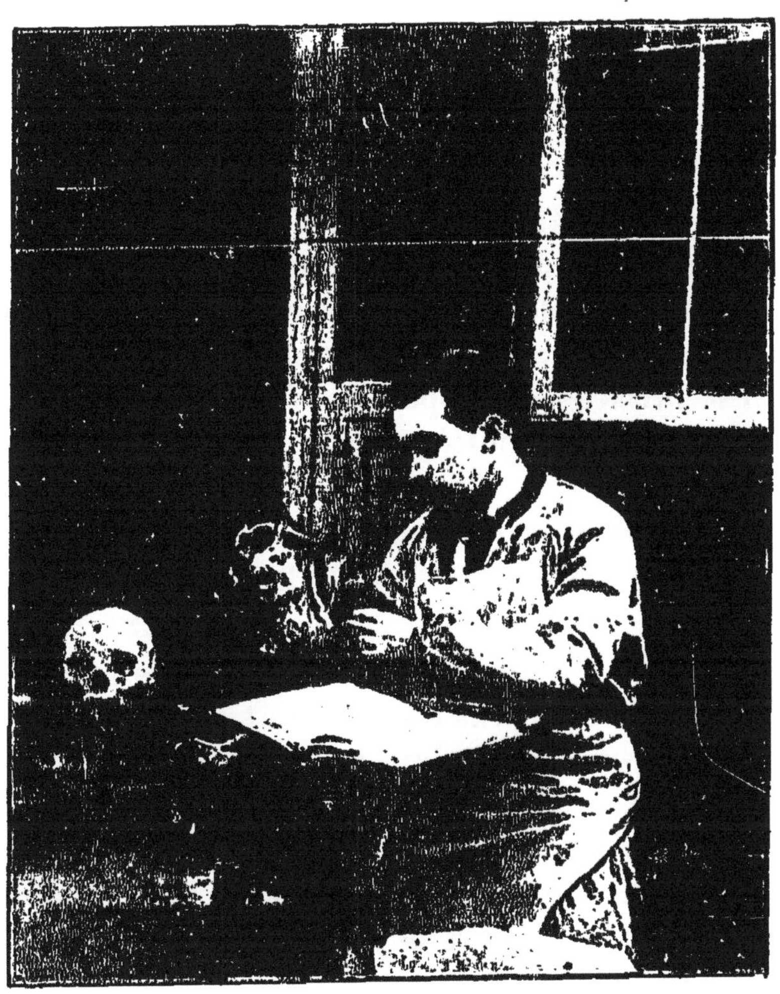

Au pavillon de dissection.

CHAPITRE IV

La vie de l'étudiant en médecine.

C'est pour l'étudiant en médecine surtout que le temps perdu pendant les études ne se rattrape pas. Souvent, plus tard, le praticien embarrassé dans un cas regrettera amèrement les occasions qu'il a laissées échapper de s'instruire et de se préparer aux difficultés de sa profession.

> ... L'homme ne jouit longtemps et sans remords
> Que des biens chèrement payés par ses efforts.

Autant sa vie de praticien sera facile et même agréable en exerçant un art dont il connaît tous les secrets et dont il aime à vaincre les difficultés, si étudiant il s'est préparé à cette lutte, autant son existence professionnelle sera tourmentée et difficile, s'il s'est contenté de subir des examens, de suivre des cours sans y apporter la passion d'un artiste qui aime son art.

C'est ici où les autobiographies et les confessions de médecins pourraient nous être très utiles, si la place ne nous était mesurée.

La vie de l'étudiant ne sera pas, du reste, tout entière occupée par des préoccupations d'examens et de concours; une telle vie serait incompatible

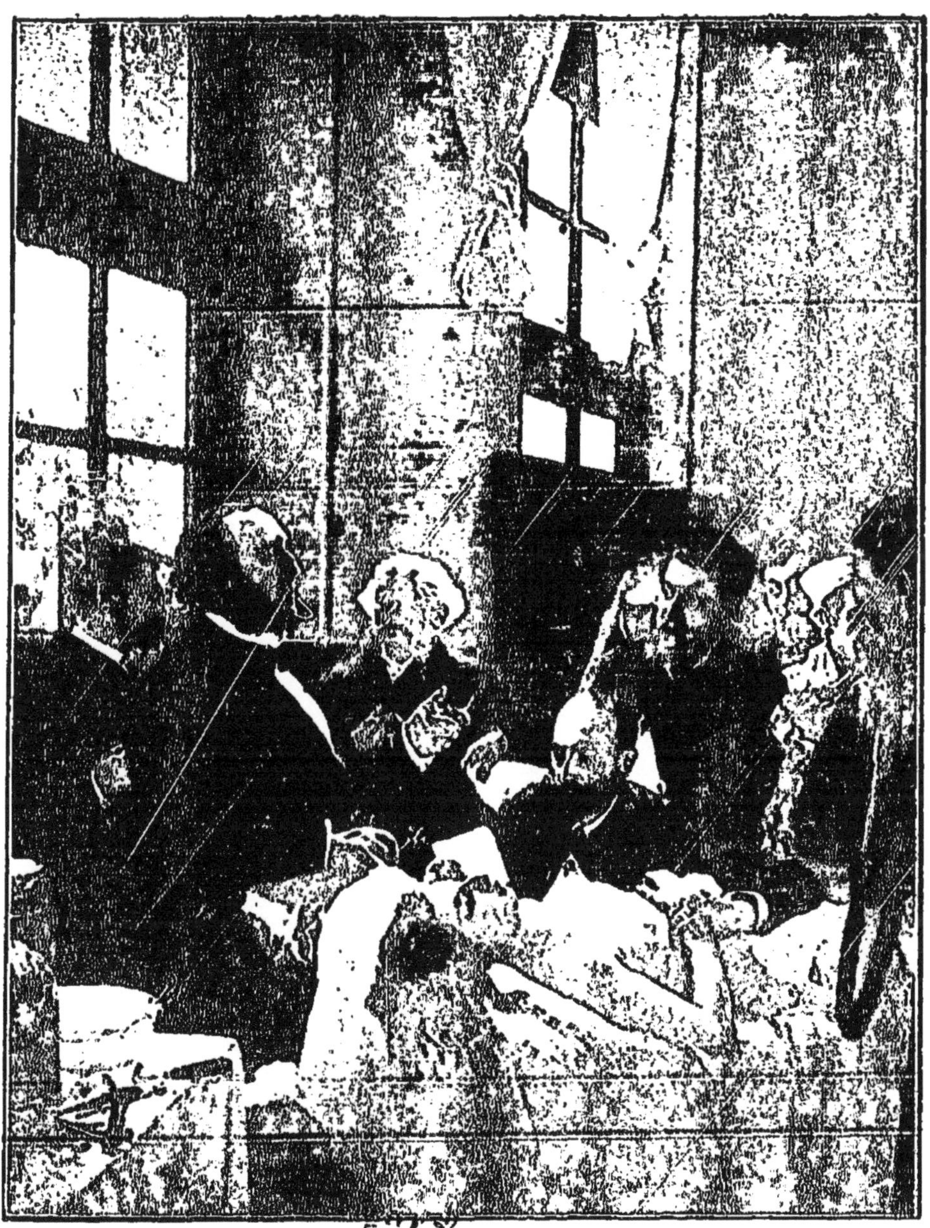

Le Docteur Péan avant l'opération, de H. Gervex. (Cliché Braun, Clément et Cie.)

avec le libre développement de son originalité. L'étudiant devra fréquenter les théâtres, les musées, les concerts et les réunions scientifiques.

L'Association des étudiants de Paris offre à ce point de vue spécial de très précieux avantages. L'étudiant trouve réuni dans un même local tout ce qui est indispensable à ses plaisirs et à ses goûts d'intellectuel. C'est là un progrès dont les étudiants qui ont précédé les nouvelles générations, regrettent fort de n'avoir pu profiter.

J'emprunte au Dr L. Grellety, ce fin chroniqueur médical, les conseils qu'il donne à son fils pour le cas où il voudrait se faire médecin :

« Tu as embrassé une des plus belles professions que je connaisse ; elle est considérée partout, dans toutes les classes de la société, par les souverains comme par les ouvriers, malgré les tripatouillages de quelques brebis galeuses qui ne sauraient la discréditer. Il t'appartient de l'ennoblir encore par ta tenue, ton dévouement, ton désintéressement, ta droiture, ta respectabilité, la correction impeccable de ta vie. »

Tout cela, ajouterions-nous, tu dois t'y préparer dès tes études, car, une fois arrivé dans la vie professionnelle, tu cours grand risque de continuer les erreurs de ta vie d'étudiant, ou du moins d'avoir à lutter contre de mauvaises habitudes acquises, ce qui est un travail inutile, si tu en as déjà de bonnes.

« Que rien ne te détourne de ton but qui est de faire le plus de bien possible : c'est le meilleur moyen de t'imposer et d'avoir la conscience en fête. Pour cela, tu n'as qu'à marcher sur les traces de nos grands devanciers, sans vouloir être trop dans... le mouvement! »

Lis donc ce livre qui n'existe pas et que tu feras toi-même au cours de tes lectures, le Plutarque de la médecine ou le récit de la vie de tous les honnêtes gens qui sont morts à la tâche, après une vie consacrée à faire des visites et à soigner des hommes qui ne leur en avaient le plus souvent nulle reconnaissance. Ces vies-là ne sont malheureusement écrites nulle part. Tu les trouveras un peu dans Balzac et dans l'histoire anecdotique de notre profession, qu'on n'apprend pas à l'École de Médecine, où le cours d'histoire de la médecine ne paraît exister que pour exercer les auditeurs qui s'y risquent, une fois, à l'ennui du temps qu'on y perd.

« Tu éviteras avec le plus grand soin d'être mêlé aux potinages circonvoisins. Tu n'accueilleras qu'avec la plus grande réserve les propos malveillants colportés à plaisir par la médisance ou la calomnie. Même quand tu auras acquis la certitude que l'un des nôtres a failli, qu'il n'est pas irréprochable, et se trouve mêlé à quelque louche compromission, ne te fais pas l'écho des bruits qui circulent, évite de l'accabler ou d'en parler ostensiblement. »

Conseils qui peuvent s'adresser à l'étudiant comme au praticien, et qu'on pourrait, du reste, résumer en une formule bien ancienne mais si excellente.

— Trouve d'abord dans l'étude et l'apprentissage, puis ensuite dans l'exercice de la profession que tu as librement choisie, une occupation *suffi-*

samment passionnante de toutes tes facultés intellectuelles et morales pour ne te laisser troubler par rien qui y soit étranger. C'est le *lætari in opere suo* de l'Ecclésiaste, appliqué au médecin.

Toute l'infériorité qu'on reproche à certains médecins ne vient-elle pas du peu de goût qu'ils ont pour la médecine, ce peu de goût que d'autres appellent l'absence de vocation, et qui ne les décide à faire d'études que pour subir des examens et posséder le titre qui leur permettra de gagner de l'argent, espèrent-ils? C'est cependant un triste gaspillage que celui d'une vie humaine et un lamentable spectacle que celui d'un raté. Et c'est aussi un « fameux outil que le cerveau d'un homme instruit, dit Anatole France, un outil bien plus merveilleux encore que la main d'un ouvrier, et celui-là tu l'as, grâce à Dieu d'abord, et à ta mère ensuite ». Sache donc t'en servir et sois plutôt maçon, si c'est ton métier, que médecin si tu n'es pas appelé à l'être.

« L'homme qui veut aller loin et monter haut ne doit pas avoir d'excédents de bagages, dit le docteur Grellety; or, il est admis par tout le monde que les jupons tiennent beaucoup de place, sont fort encombrants et gênent singulièrement les mouvements de ceux qui les recherchent outre mesure. Ne fais pas de mariage d'argent, pas plus que de coups de tête; choisis de préférence une personne saine de corps et d'esprit, et tiens-toi en garde contre les névropathes, les émancipées du dernier bateau, aussi bien que contre les perfections bien pensantes fabriquées dans le laboratoire des Sacrés-Cœurs de province; il est bien rare qu'on ne comble pas les vides de leur esprit en y entassant superstitions et préjugés. »

La femme intelligente et l'amie fidèle qui sait se plier aux exigences de la profession de son mari, est un précieux auxiliaire dans l'existence du médecin. Elle peut avoir le grand rôle de l'inspiratrice du courage nécessaire à la lutte quotidienne contre les ennuis, les déboires et les désillusions de la profession médicale qui finissent par retentir sur l'égalité du caractère si nécessaire au médecin. C'est sans aucun doute à la compagne que le médecin aura choisie, qu'il devra toute cette partie de sentiments qui font de lui un guérisseur de souffrances morales plus encore qu'un distributeur de remèdes.

La femme du médecin, sachant s'élever au-dessus des défauts communs à son sexe et s'instituer, en quelque sorte, son *professeur en douceur de caractère*, peut devenir pour le praticien un auxiliaire sans égal. C'est certes là une fortune inespérée et incomparablement supérieure aux avantages discutables d'une *dot* qu'on recherche, trop souvent, en n'acceptant la femme qui vous l'apporte que par surcroît et... *par nécessité*.

Enfin le médecin père de famille est, sans aucun doute, appelé à être supérieur au médecin célibataire ou marié et privé de la joie d'une descendance, car c'est après avoir subi soi-même l'horreur des périodes désolées, si l'enfant est malade, qu'on comprend comment il faut venir en aide aux « malades » (car les parents sont alors de vrais malades) par la souffrance et la maladie de leurs enfants. Seul, le sentiment de ces souffrances intimes éprouvées par eux-mêmes, peut leur donner cette éloquence particulière qui fait que l'on console, que l'on encourage mieux ceux qui souffrent les chagrins que l'on a soi-même éprouvés.

Tout concourt donc dans la vie à parfaire l'art du médecin, quand il sait tirer son miel de toutes les circonstances qu'il est appelé à traverser. Comme tout artiste épris de son art, il puise les sources de son talent même aux souffrances de sa vie intime.

CHAPITRE V

Bibliothèque de l'étudiant et du médecin.

Votre bibliothèque de médecin doit être commencée pendant vos études médicales. Chaque mois, une portion de votre budget doit être employée à l'acquisition de livres qui seront vos amis et vos directeurs; les amitiés ne se forment pas en un jour; si vous n'avez pas fait choix de vos amitiés avant trente ans, vous risquez de n'avoir jamais que des *connaissances*, ou camaraderies de passage.

La bibliothèque doit être, non un meuble destiné à faire voir que vous avez des livres, mieux vaudrait alors vous procurer ces dos de reliure qui ornent si bien les bibliothèques de châteaux, mais un meuble d'utilité pratique et de travail. M. le docteur Marcel Baudouin, qui s'occupe spécialement de bibliographie, vous donnera les indications suivantes. Pour avoir une bibliothèque qui, sous le moins de volume, puisse contenir le plus grand nombre de volumes, dont les rayons soient mobiles à volonté, et dont le prix soit assez modique pour permettre d'augmenter sa bibliothèque tous les ans, au lieu de reculer devant l'achat de nouveaux meubles coûteux, faites-vous confectionner un vaste rectangle de bois; sur les parois latérales, faites percer des trous dans lesquels peuvent s'engager des chevilles de bois dur, ou préférablement de fer, avec des rayons en nombre suffisant, et votre bibliothèque est faite. Vous pouvez l'adosser à une paroi de muraille ou en dresser deux dos à dos; la bibliothèque peut alors former une cloison au milieu d'une vaste pièce. Signalons en passant les avantages des bibliothèques tournantes et des bibliothèques en fer.

Le docteur Marcel Baudouin a rendu l'immense service de fonder un Institut de bibliographie, qui permet au praticien de province le plus éloigné, d'avoir plus facilement qu'à Paris tous les renseignements bibliographiques, qu'il perdrait un temps précieux à chercher dans la plus vaste bibliothèque de province et même dans les bibliothèques publiques de Paris. Non seulement il peut obtenir des fiches analytiques lui fournissant exactement tous les renseignements utiles aux travaux qu'il veut faire; mais l'Institut du docteur Baudouin se charge de prêter les livres, tous les livres médicaux, journaux, publications dont le médecin peut avoir besoin. Donc le praticien n'a plus besoin d'acheter de livres coûteux, qu'il est obligé de renouveler à mesure que la science marche et que de nouvelles éditions paraissent; il a tous les livres possibles à sa disposition; il a la bibliothèque de la Faculté de médecine à sa portée, et, pour ainsi dire, si reculée soit sa province, Paris, avec ses ressources, dans sa poche.

Cet Institut international de Bibliographie scientifique mérite d'être connu de tous les médecins de province et de Paris. Tout le monde sait qu'un savant qui a réalisé une expérience curieuse, qu'un critique qui a à faire une étude d'ensemble sur un sujet scientifique donné, a besoin de savoir ce que d'autres chercheurs ont vu, écrit ou trouvé avant lui, sur la même question. Comment, dans une ville où l'on n'a aucune bibliothèque scientifique importante à sa dis-

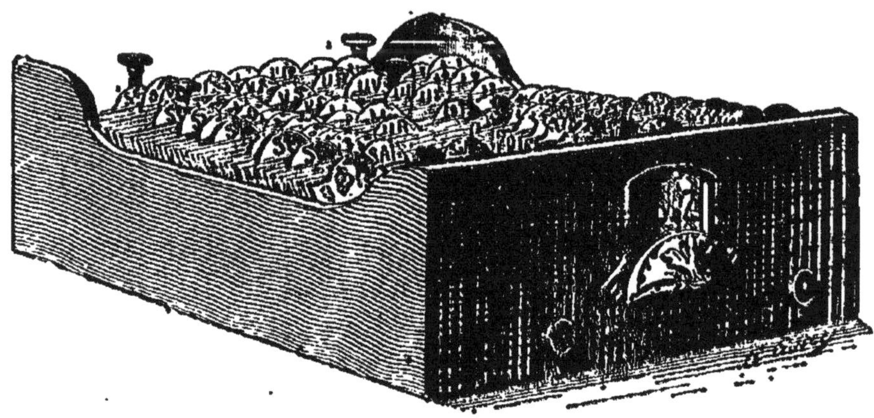

Modèle d'un tiroir à fiches (Institut bibliographique médical du Dr Baudouin).

position, peut-on se procurer les renseignements dont on a besoin?

Le docteur Baudouin a résolu la question en créant la vaste organisation, qui n'a pas d'analogue dans le monde entier, qu'il a appelée l'Institut international de Bibliographie scientifique. C'est là une œuvre due uniquement à l'initiative privée, destinée à remplir une lacune que le Gouvernement aurait dû combler depuis longtemps.

Cet Institut de bibliographie comprend deux sections :

1° Une Agence bibliothéconomique;

2° Un Musée de Bibliographie.

L'Agence, qui exploite le Musée de Bibliographie, se compose des services suivants :

A. Bibliothèque scientifique *circulante*. Prêt de

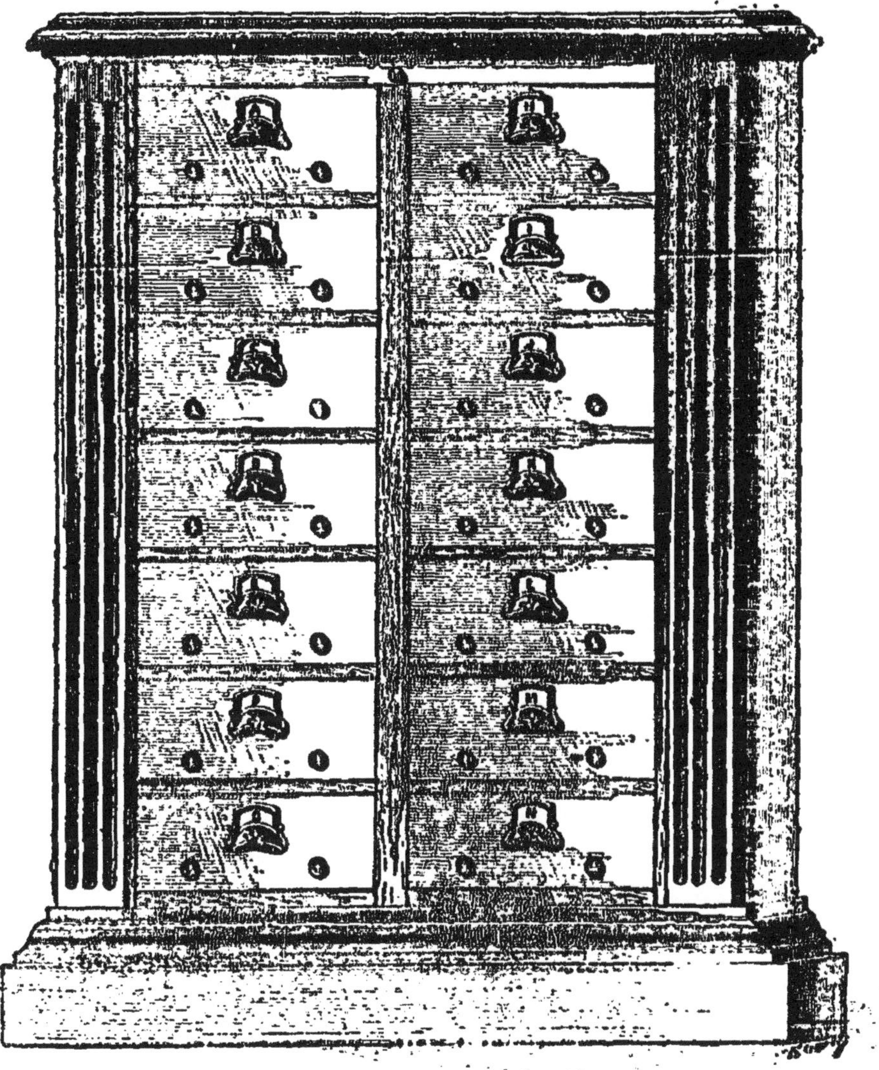

Bibliothèque-casier à fiches (Inst. bibl. méd. du Dr M. Baudouin).

tous les livres, à domicile, soit à Paris, soit en province.

B. Répertoire de Fiches bibliographiques. Indication sur *fiches mobiles* de tous les travaux parus dans le monde entier dans les différentes branches des sciences. Ces fiches sont prêtées par séries, classées par ordre idéologique, comme les livres.

C. Répertoire de Fiches analytiques. Ce sont des fiches comprenant en une quinzaine de lignes l'analyse du travail demandé.

D. Répertoire de *Clichés typographiques.*

E. Collection de *Documents inédits* (manuscrits, observations, photographies, dessins, traductions, etc.).

L'Agence comprend en outre un *service d'analyses scientifiques spéciales* et de *traductions.* Si un médecin désire qu'on lui analyse ou traduise telle ou telle partie d'un ouvrage qui l'intéresse en 100, 200, 300 lignes, il suffit de commander cette analyse ou cette traduction.

Un praticien, qui veut publier un ouvrage sur un sujet médical, peut donc mener à bien n'importe quel travail, sans posséder dans sa bibliothèque un seul livre.

Supposons en effet qu'on ait à écrire sur « le Traitement de l'Acné ». Le service des Fiches permet de se procurer, par courrier, toutes les indications bibliographiques nécessaires. La Bibliothèque envoie ensuite les livres dont on a besoin et qu'elle possède. Si le médecin ne lit pas l'allemand, l'anglais et d'autres langues, le service des « Fiches analytiques » adresse un court exposé des travaux publiés en langues étrangères. Si un ouvrage intéresse plus particulièrement, on peut le faire analyser en 200 ou 300 lignes et même le faire traduire en entier.

L'étudiant parisien trouvera également dans la *bibliothèque circulante* de la librairie *Maloine* un précieux avantage.

En France, la librairie médicale est sujette à beaucoup de critiques. Les livres classiques, destinés aux étudiants, coûtent fort cher; de plus il en paraît, à des époques très rapprochées, de nouvelles éditions qui font perdre toute leur valeur aux précédentes. Le système des dictionnaires médicaux est déplorable, en ce sens qu'avant même que le dictionnaire ait fini de paraître, les articles parus dans les premiers volumes sont vieillis et peu en rapport avec les idées régnantes. Il en résulte que ces publications encombrantes et toujours incomplètes, malgré leur importance, ne sont pas à la portée des étudiants. Les traités classiques sont souvent rédigés sous la prétendue direction d'un professeur qui fait passer des examens, d'où leur succès. Quand le professeur est à la retraite, le traité perd toute sa valeur.

Il faudra donc que l'étudiant use d'un grand discernement pour composer sa bibliothèque, se préoccupe moins de la nouveauté des livres que de la valeur de leurs auteurs. On oublie trop que parmi les vieux traités il en existe qui ont une valeur inaltérable et à l'abri des atteintes du temps et des changements de mode. La hauteur des idées générales, la pureté du style en font des ouvrages de bibliothèque que tout médecin devrait posséder avant ces publications hâtives et sans valeur qui ne sont que des entreprises de librairie. C'est à ce titre que l'étudiant devra repousser les manuels et résumés destinés à le mettre à même de préparer hâtivement ses examens. C'est pour les raisons déjà exposées que Bichat, Cruveilher, Cabanis, Hufeland, Trousseau, Broussais, Sydenham, Graves, Laënnec, Vallex, Grisolle, Claude Bernard, Bouchard, etc... devront faire partie de sa bibliothèque.

L'étudiant comme le médecin, outre sa bibliothèque classique, ses livres professionnels, ses livres de *métier*, devra posséder des livres de lecture médicale. Ce sont là des guides et des amis indispensables qui doivent vous suivre dans toute votre carrière, car selon la belle observation de Descartes : « *La lecture de tous les bons livres est comme une conversation avec les plus honnêtes gens des siècles passés qui en ont été les auteurs et même une conversation étudiée en laquelle ils ne nous découvrent que les meilleures de leurs pensées.* »

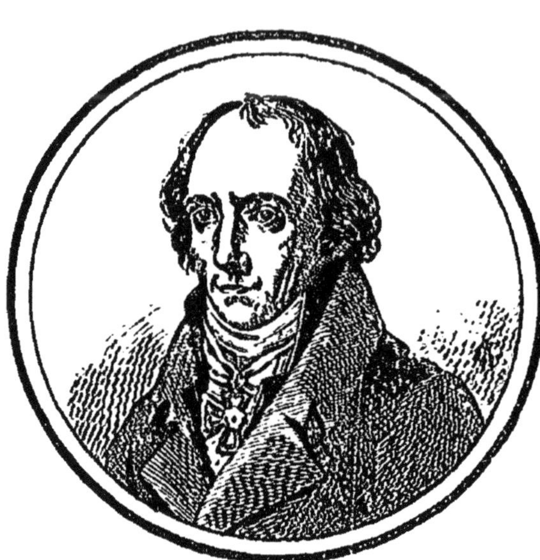

Hufeland (1762-1836), auteur de la *Macrobiotique*.

« *Robert le Diable, les Quatre Fils Aymon, les Imaginations de M. Oufle* sont des livres... mais il en est des livres comme des hommes, dit Voltaire : le très petit nombre joue un grand rôle, le reste est confondu avec la foule. » Tâchez donc de choisir ce très petit nombre et de laisser le reste à la foule. Déjà Voltaire disait encore: « Vous ne connaissez ni Hippocrate, ni Bœrhaave, ni Sydenham; mais vous mettez votre corps entre les mains de ceux qui les ont lus. » Aujourd'hui ceux qui ont pour mission d'accepter cette *remise* des corps qu'on leur confie, sont à ce point de vue tout aussi ignorants que leurs malades, ils n'ont lu ni Sydenham, ni même Bœrhaave, pas même le petit traité de la goutte si élégamment traduit par Lasègue, à plus forte raison ne connaissent-ils d'Hippocrate que... son buste placé en effigie sur le manuel d'un de leurs professeurs. Le dédain dans lequel les médecins tiennent l'histoire de leur passé, leur fait commettre chaque jour des erreurs ridicules en inventant ce qui a été trouvé et décrit des siècles avant eux. La place nous manque pour citer des exemples trop nombreux.

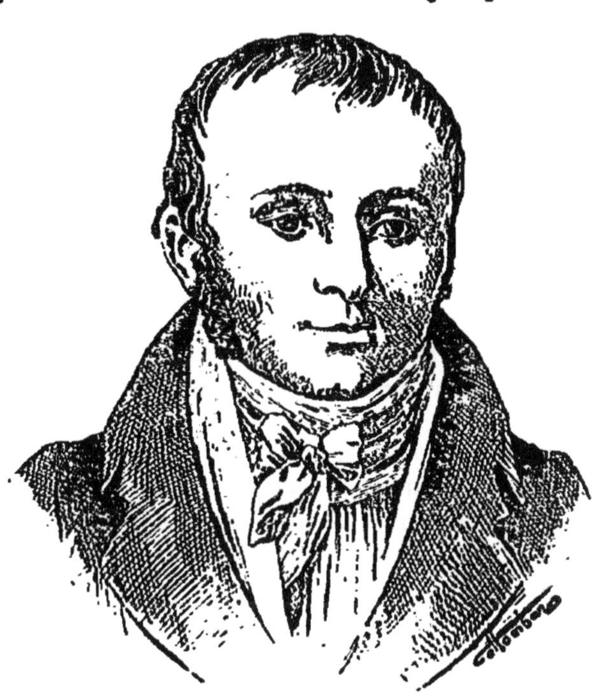

Xavier Bichat (1771-1802), fondateur de l'*Anatomie générale*.

N'ayez pas non plus une trop vaste bibliothèque. Les Lilliputiens de Swift « faisaient aussi peu de cas d'un homme qui étudie trop que d'un homme qui mange trop, persuadés que l'esprit a *ses indigestions* comme le corps ».

Terminons ces quelques conseils de nos grands types de l'humanité par les accents plus doux du poète qui les résume :

Quant aux muets amis, les livres, fais la somme
De tous ceux qu'en un jour, pour un jour, on renomme,
Et sois, encore ici, de ton temps économe.

Trop de faits et de mots, dans le plus vain écrit,
Obsèdent la mémoire et dissipent l'esprit,
Et sur tant de gravier rien ne germe et fleurit.

Mais rouvre les chefs-d'œuvre où se sont cadencées
La grâce, la vertu, les amours, les pensées
Des siècles abolis et des races passées...

Prends les livres, mais vois des hommes à côté :
Ceux dont la vie, égale au chef-d'œuvre vanté,
Est, à titre pareil, une œuvre de beauté.

A ceux qui prétendent que le médecin, comme tout spécialiste, doit rester dans sa spécialité et ne lire que des livres concernant sa profession, nous répondrons que le professeur actuel de clinique médical de la Faculté de médecine de Paris a fait la connaissance et est devenu le disciple de Trousseau, grâce à un vers d'Ovide que ce grand médecin avait perdu dans sa riche mémoire. Nous répondrons aussi que tous les grands médecins furent beaucoup des littérateurs et des écrivains et souvent des philosophes. Nous ne citerons que Cabanis, Locke, Goldsmith, Pinel, Broussais, Andral et tant d'autres! qu'enfin un esprit voué par excellence aux sciences exactes et un des fondateurs de la philosophie scientifique, Auguste Comte, passa toute la dernière partie de sa vie à étudier les grands poètes, latins, français et italiens; que le professeur Trousseau n'oublia jamais qu'il fut professeur de rhétorique à Châteauroux; que Lasègue était un lettré émérite; que Claude Bernard a fait une tragédie et que Littré traduisit Hippocrate et fit le Dictionnaire de la langue française. Le prétendu scindement entre l'étude des lettres et celle des sciences biologiques et médicales est donc une monstrueuse erreur.

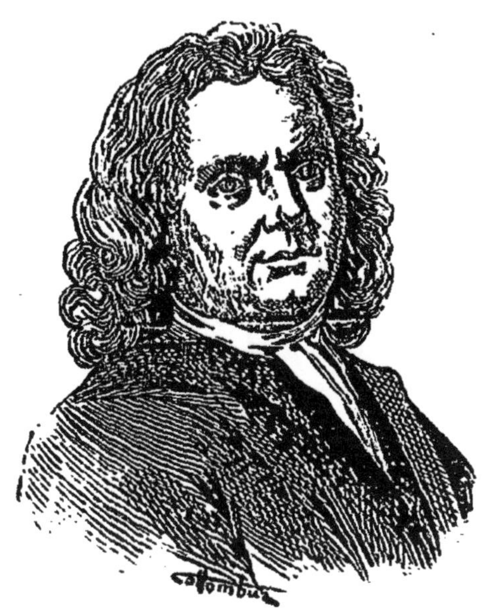

Hermann Bœrhaave.
(1668-1738.)

Plan de la bibliothèque de l'étudiant en médecine.

PREMIÈRE ANNÉE

Livres nécessaires

1. *Botanique médicale.* BAILLON (1° *Cryptogamique;* 2° *Phanérogamique*).
2. *Zoologie.* MONIEZ. — *Parasitologie.* PERRIER.
3. *Flore de France.* ACLOQUE.
4. *Physique.* GARIEL.
5. *Chimie médicale.* GRIMAUX.

Livres facultatifs

Introduction à l'Étude de la médecine. ROGER.
Bactériologie. Manuel de DUBIEF.
Manipulations. GIROD.

DEUXIÈME ANNÉE

Livres nécessaires

1. *Manuel d'Anatomie* de Fort ou Beaunis et Bouchard.
2. *Manuel de Dissection* de Morel et Mathias Duval.
3. *Anatomie* de Testu.
4. *Quinze leçons d'Anatomie pratique* de Poirier.

Livres facultatifs

Traité d'Histologie de Renaut.
Anatomie topographique de Tillaux.
Technique d'Histologie de Ranvier.
Anatomie. Cruveilher (premières éditions).

TROISIÈME ANNÉE

Livres nécessaires

1. *Anatomie chirurgicale* de Richet.
2. *Anatomie comparée*. Vogt et Yung.
3. *Traité d'Histologie*. Mathias Duval.
4. *Physiologie*. Kus et Duval ou Beaunis.

Livres facultatifs

La Science expérimentale. Claude Bernard.
Manipulations de physiologie. Fredericq.

QUATRIÈME ANNÉE

Livres nécessaires

1. *Pathologie interne*. Lavran et Tessier.
2. *Pathologie générale*. Moynac.
3. *Pathologie externe*. Jamin et Terrier ou Reclus, Kirmisson, Peyrot et Bouilly.
4. *Accouchements*. Auvard.
5. *Médecine opératoire*. Farabeuf.
6. *Anatomie pathologique*. Cornil et Ranvier.
7. *Manuel des Autopsies*. Bourneville et Bricon.

Livres facultatifs

Traité de Médecine de Bouchard et Charcot.
Manuel de Diagnostic. Eichhorst.
Maladies des Enfants. Despine et Picot.
Chirurgie journalière. Després.

CINQUIÈME ANNÉE

Livres nécessaires

1. *Thérapeutique* de RODET ou de G. LYON.
2. *Médecine légale.* VIBERT.
3. *Hygiène.* ARNOULT.
4. *Formulaire.* DUJARDIN-BEAUMETZ et GILBERT.
5. *Analyse des urines.* TAPPEINER (traduit par NICOLLE). Manuel de Diagnostic chimique au lit du malade, 1888.

Livres facultatifs

Cliniques. TROUSSEAU, GUENEAU DE MUSSY.
Maladies mentales. KRAFFT-EBING.
Maladies de la Peau. BROCQ.
Maladies du Système nerveux. CHARCOT ou GRASSET.
Maladies des Femmes. LABADIE-LAGRAVE et LEGUEUX ou POZZI.
Maladies des Oreilles. COURTADE.
Maladies des Yeux. WECKER et MASSELON

Bibliothèque du médecin praticien.

Classiques........

Manuel de M. LETULLE (1).
Traité de Médecine d'EICHHORST.
Traité de Diagnostic d'EICHHORST.
Chirurgie d'urgence. THOMAS.
Manuel de Médecine opératoire. FARABEUF.
Cliniques thérapeutiques. DUJARDIN-BEAUMETZ.
Pathologie générale. BOUCHARD.
Traité des honoraires médicaux. Dr FLOQUET.

Dictionnaire..... LITTRÉ et ROBIN.

Déontologie..... *Le Médecin.* DECHAMBRE.

(1) *Guide pratique des Sciences médicales,* sous la direction du Dr Letulle, par MM. Nicolle, Demelin, Lesage, Morax. Société d'éditions scientifiques. 1892.

Journaux........	*Semaine médicale* du Dr MAURANS. *Journal de Médecine et de Chirurgie pratiques.* Paul LUCAS-CHAMPIONNIÈRE. *Chronique médicale* du Dr CABANÈS. *Opinion médicale* du Dr LAGELOUZE.
Ouvrages de lecture...........	ZIMMERMANN. *La Solitude* (pour le Médecin de campagne). JUHEL RENOY. *Vie professionnelle.* Ch. DARWIN. *Vie et Correspondance.* A. COMTE. *Catéchisme positiviste.* CABANIS. *De la Certitude dans les Sciences médicales.* SPENCER. *Principes de biologie.* LAENNEC. *Auscultation médiate.* VIRCHOW. *Pathologie cellulaire.* LITTRÉ. *Médecine et Médecins.* Yves DELAGE. *L'Hérédité.* COURNOT. *De l'enchainement des Idées fondamentales dans les Sciences.*

Etc... Etc... Etc...

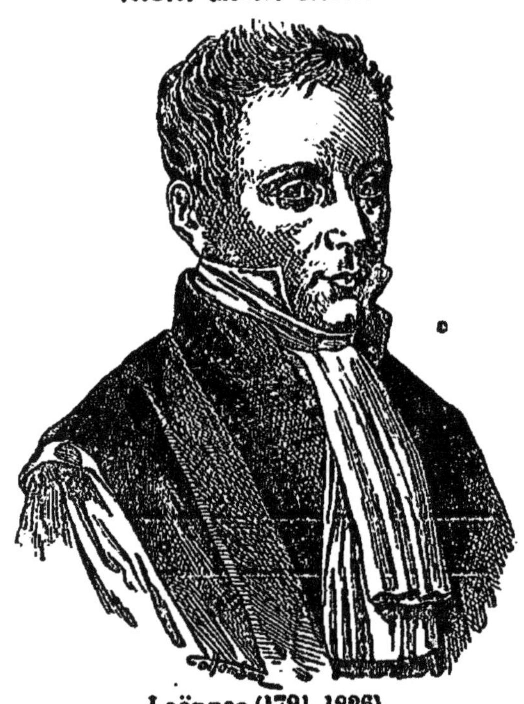

Laënnec (1781-1826),
auteur du *Traité de l'auscultation médiate.*

CHAPITRE VI

Le choix d'une installation.

Le moment décisif est arrivé. Le jeune docteur a son diplôme en poche, il faut s'installer, mais où ? Il regarde avec anxiété la liste énorme des médecins de province, il parcourt avec désespoir la liste non moins chargée des docteurs de Paris !

Ira-t-il en province ? Là, les débuts sont moins pénibles. On est tout de suite connu. Dès votre arrivée, on s'occupe de vous, peut-être plus que vous ne le voudriez. On est une autorité.

A Paris ou dans un grand centre, on est perdu, confondu dans la foule. L'installation en province coûte moins cher. Une fois cheval, voiture ou automobile achetés, les frais sont médiocres. Le luxe de votre salon sera moins critiqué qu'à la ville, les frais de loyer sont minimes.

Par contre, il faudra d'avance connaître les paysans, ce qui n'est pas facile quand on n'a pas été élevé au milieu d'eux. Ce n'est ni dans les romans de G. Sand, idylles merveilleuses, ni dans ceux de M. Zola, d'un réalisme outré, qu'on pourra se faire une idée de l'âme de nos paysans. Pour un Parisien transplanté dans la campagne, il faut apprendre l'auvergnat ou le berrichon, en prenant ces leçons avec sa cuisinière. L'apprentissage est dur ! Pour le jeune étudiant habitué à la vie facile du quartier Latin, il est très difficile de quitter brusquement ses chères habitudes. Pour les uns, ce sont les théâtres, le café, les boulevards; pour les autres, les bibliothèques et la vie intellectuelle : chacun trouve son milieu à Paris qui les contient tous; aussi la séparation paraît bien pénible, si pénible que, la vanité aidant, malgré les conseils des amis qui ont sombré dans la mêlée, on veut rester, pensant être plus adroit que les autres.

Les conseils sont bien difficiles dans un choix si délicat !

Un vieil auteur trop dédaigné, le docteur Foissac, dans son remarquable discours sur les devoirs professionnels, s'exprime ainsi : « J'ai toujours envisagé avec effroi le moment où le jeune médecin, quittant les bancs de l'école, justement fier d'un titre acheté par tant de veilles et de fatigues, est jeté tout à coup dans un monde où il ne rencontre ordinairement que des inconnus, des indifférents et même des jaloux. Il faut reconnaître d'ailleurs que les cours et les livres n'enseignent pas l'art de guérir; ils ne sont qu'une préparation développée et fécondée ensuite par la pratique. Combien nos premiers pas dans la profession sont hésitants et difficiles! »

Au sortir de l'École, le jeune docteur a en effet tout à apprendre du côté matériel, pratique de sa profession. Si savant qu'il soit, il ignore la clientèle, *l'Art de la clientèle !* Recueillir, maintenir, manier ses clients, constitue un art véritable qui exige une souplesse de caractère, une pénétration d'esprit, une sûreté de jugement incomparablement plus difficiles à acquérir que le bagage scientifique qui constitue la science médicale pratique. Cet art, il faut l'acquérir avant de vous installer là où vous désirez réussir en clientèle. Autrement vous commettrez des fautes graves qui vous seront chèrement comptées.

Mais comment apprendre la pratique médicale avant de devenir praticien ?

En plaçant une période intermédiaire d'apprentissage entre la fin de vos études scientifiques et votre installation, et en occupant cette période intermédiaire en faisant ce qu'on appelle des *remplacements*. Remplacer un vieux confrère qui prend des vacances ou un confrère malade, est une école bien précieuse pour le jeune docteur ou pour l'étudiant parvenu à la fin de ses études. C'est en remplaçant un confrère qu'il verra de près la clientèle, se rendra compte des difficultés qu'il rencontrera plus tard et apprendra pratiquement à les résoudre. Ayant moins de responsabilité, plus de liberté pour observer, moins préoccupé et plus indépendant, il pourra ainsi s'exercer à la profession médicale et en juger toutes les difficultés.

Que le jeune docteur remplace successivement un médecin de campagne et un médecin de grande ville, c'est absolument nécessaire à son instruction, et il pourra ensuite juger en connaissance de cause à quoi il est le plus apte. Il appréciera si la clientèle de campagne s'adapte mieux à ses qualités que la clientèle des villes.

Il devra tenir compte également de ses relations, de sa tournure propre d'esprit et même de son *habitus* extérieur. Bien imprudent est qui s'installe à Paris après avoir vécu longtemps en province, et n'ayant aucune relation à Paris. Bien maladroit est celui qui, Parisien par goût, va s'enfouir dans un trou de province. Choisissez un milieu adapté à votre genre d'esprit, à vos goûts, et ne sacrifiez pas votre existence professionnelle à un choix fait au hasard, selon qu'on vous indiquera qu'il y a une « *bonne place* à prendre dans telle ou telle localité ».

Méfiez-vous des annonces affichées à la Faculté et des offres de services des maires qui offrent un fixe au jeune médecin; méfiez-vous surtout des conseils des pharmaciens qui veulent créer une concurrence à un confrère qui leur déplaît; méfiez-vous par-dessus tout des vieux confrères qui, anxieux sur le placement d'une fille prête à coiffer sainte Catherine, cherchent en même temps un gendre et un successeur : l'espèce en est funeste.

Si rien ne vous paraît très avantageux parmi les situations que vous avez en vue, eh bien! voyagez pendant quelques années. Vous acquerrez de l'expérience et enrichirez votre mémoire de précieux souvenirs qu'il vous sera bien doux d'évoquer quand, la clientèle venue, vous serez cloué à votre poste de praticien, comme la sentinelle de planton. On s'installe souvent trop jeune, avant 30 ans; il est difficile d'avoir l'apparence qui sied à l'autorité que vous devez prendre sur votre client. S'installer jeune, c'est s'exposer à attendre plus longtemps une clientèle qui s'imagine que l'expérience ne va qu'avec une calvitie commençante ou quelques fils d'argent dans la chevelure. Respectez ces préjugés que vous ne pourrez vaincre.

Vous marierez-vous avant ou après vous être installé? Le mariage, le mariage médical surtout, présente de tels avantages et de si grands dangers qu'il faudrait un second Rabelais pour nous donner des conseils qui pourront toujours se terminer par la devise de l'abbaye de Thélème : *Fais ce que tu voudras!*

A. *Installation à la campagne.*

Vous vous êtes dit que parcourir des kilomètres en voiture, était peut-être moins pénible encore que de grimper 20 à 30 étages par jour. Vous avez pensé qu'en province on arrive toujours à se tirer d'affaire, grâce à la modicité de prix de l'installation et du loyer, et qu'à la ville on végète souvent, quand on ne meurt pas de faim. Donc vous voilà installé, ne le regrettez pas.

Il y a des médecins qui ne cessent de se plaindre d'avoir une profession qui les met sans cesse en contact avec l'ouvrier inculte, l'homme du peuple grossier ou le paysan. C'est au contraire une prérogative de la profession médicale de voir tous les mondes, d'avoir à la portée de son observation psychologique ou *philanthropique*, tous les types de l'échelle sociale et de sentir battre le cœur de l'humanité à travers toutes les artères des différentes couches sociales.

Michelet n'a-t-il pas dit : « Après la conversation des hommes de génie et des savants très spéciaux, celle du peuple est certainement la plus instructive. Si l'on ne peut causer avec Béranger, Lamennais ou Lamartine, il faut s'en aller dans les champs et causer avec un paysan. Qu'apprendre avec ceux du milieu? Pour les salons, je n'en suis sorti jamais sans trouver mon cœur diminué ou refroidi. » La campagne permet un travail intellectuel plus continu que l'agitation fiévreuse et frivole de Paris ou des grands centres où la majeure partie du temps se perd en courses, en visites, en occupations mondaines. « *L'homme fort est celui qui est seul*, » dit Ibsen. Tous les grands praticiens dont s'honore notre profession ont débuté en province. Nous entendons par grands praticiens non les arrivés aux concours, mais les pathologistes ayant créé des œuvres comme Bretonneau, Duchesne de Boulogne, etc. Ce furent des médecins de province.

Puis sans nous donner le ridicule de répéter ici l'invocation de Faust à la Nature, le spectacle de certaines de nos campagnes vaut bien l'emprisonnement dans ces casernes à sept étages où l'air, la lumière nous manquent et où en revanche la poussière, les horizons de cheminées sont les plus petits inconvénients de chaque jour.

Un de vos premiers soins, en arrivant à la campagne, devra être de faire vos visites d'arrivée. Il faudra user de beaucoup de tact et savoir vous présenter sans essayer de vous imposer. Le médecin est comme l'amour : il *entre par les yeux*, et ce n'est guère que par l'impression sympathique que fera votre personne qu'on vous jugera; votre science n'est pas à la portée de votre future clientèle. Allez donc voir le maire, le sous-préfet et le notaire. Allez même rendre une visite aux vieux rentiers du pays et aux vieilles demoiselles bavardes. Allez voir tout le monde ou n'allez voir personne, car il ne faut pas faire de jaloux. Soyez affable avec vos auxiliaires les pharmaciens, mais gardez-vous de paraître mieux avec l'un qu'avec l'autre. Il y a toute une diplomatie provinciale souvent très pénible à employer pour se maintenir indépendant au milieu de toutes les coteries et au-dessus de toutes les médisances, les potins de clocher. On vous épiera, on ira jusqu'à vous espionner. Montrez-vous complaisant aux humaines faiblesses, ce sont des maladies psychiques qui méritent autant votre indulgence que les affections organiques que vous aurez à traiter tous les jours. Egalité d'humeur, cordialité, poignée de main facile avec le père de famille, etc... N'oubliez pas même la caresse au chat de la vieille demoiselle, amie du curé; ce n'est pas s'abaisser que de se rendre aimable avec ceux pour lesquels votre amabilité sera un passe-partout pour votre science. Il faut être patient, savoir écouter. « *L'art de bien ouïr son voisin dans un dialogue est difficile*, » dit Montaigne; le médecin de campagne doit savoir écouter, et retenir, parler la langue de son milieu. Il faut donner des explications que le paysan comprenne. Pour lui, ne pas parler, c'est se montrer dédaigneux et fier. Le malade a besoin de croire qu'il comprend son mal, autrement il penserait que vous n'y entendez rien vous-même. Il y a toute une série d'expressions *de terroir* que vous devrez apprendre et employer.

L'art de guérir se compose de plusieurs petits

arts indispensables à connaître. Il faudra ne point blesser les convictions médicales de vos malades : il aura des vents *barrés*, du sang *tourné en eau*, des *laits répandus*, des *nerfs noués*, des humeurs *remontées*... C'est là la pathologie de l'homme qui partout, à la ville comme à la campagne, croit qu'il peut raisonner sur son mal, car en politique et en médecine on peut toujours causer même sans avoir rien appris.

B. *Installation à la ville.*

Vous vous êtes dit que partout la profession que vous aviez choisie exigeait un travail pénible et une patience à toute épreuve, du dévouement et le sentiment de l'ingratitude à récolter, léger à votre philosophie. Vous avez pensé qu'à la ville vous trouveriez certains avantages incompatibles avec l'existence du médecin de campagne, une vie plus intéressante, moins de monotonie, des relations plus agréables, des clients moins illettrés, un confort et un luxe que vous aimez, puis peut-être aussi plus d'indépendance, des plaisirs inconnus à la campagne. Vous reconnaîtrez plus tard que vous n'aurez guère le temps de profiter de ces avantages, que les clients quels qu'ils soient, et si lettrés fussent-ils, dès qu'ils sont malades, sont toujours difficiles à satisfaire, et qu'après tout, ville ou campagne, il vous faut rester médecin, c'est-à-dire l'instrument de la santé publique, rouage social sans grandeur, dont on use sans mesure et qu'on dédaigne dès qu'on n'en a plus besoin.

Donc vous voilà dans la ville... Dans une grande ville! A Paris peut-être! Vous attendez le client qui se fait bien attendre à votre gré, et vous vous impatientez. Peut-être pourriez-vous employer votre temps utilement, tout en attendant le client, non en vous livrant à un sport incompatible avec votre profession, comme les courses ou la bicyclette, mais en vous occupant à quelque travail de littérature ou de science.

Vous pouvez concourir... concourir est une *distraction* comme une autre, collectionner des timbres-poste, des boutons de culotte ou lire des romans de Xavier de Montépin ou de G. Ohnet. Ce sont là des distractions, non des occupations.

Vous avez des laboratoires, des bibliothèques, des cours publics, des musées; tout est à votre portée; ne vous plaignez donc pas. Vous n'avez pas de malades à soigner sans doute, mais vous avez Paris; n'est-ce pas ce que vous aviez voulu?

Aucun conseil pratique n'est à donner pour le débutant à Paris. Paris étant composé d'autant de quartiers qui sont comme des villes dans une autre ville, la méthode qui réussit à l'un ne réussit pas à l'autre.

Soyez souvent chez vous. Sorti, on ne vous trouvera pas, et au début c'est quand votre confrère sera sorti qu'on viendra chez vous. La concurrence est redoutable, qu'elle ne vous aigrisse pas le caractère : ne l'avez-vous pas voulue? à vous de la surmonter par les talents exceptionnels que vous vous croyez ou par la chance que vous attendez.

Avant de vous installer, méditez le choix de

votre mobilier, pour n'avoir pas à en changer souvent. Ne cherchez pas à posséder un salon qui plaise à tout le monde, vous n'y réussiriez pas; que votre appartement vous soit agréable à habiter, puisque vous y serez souvent ; que votre personnalité s'affirme dans les objets qui vous entourent. Si vos clients sont intelligents, ils se plairont à reconnaître en vous quelqu'un qui n'est pas... tout le monde. Evitez le luxe de mauvais goût du dentiste et du charlatan et l'affectation du bourgeois qui veut afficher sa fortune.

« J'ai connu, dit Dechambre, les appartements de Dupuytren, de Marjolin, de Lisfranc, de Fouquier, de Chomel, d'Andral, de Louis. Ils étaient larges suffisamment, décorés convenablement, aménagés pratiquement, en rapport de tout point avec l'usage professionnel et le rang. C'étaient des appartements *judicieux*. Aujourd'hui à peine satisferaient-ils des praticiens de la classe moyenne. »

Si l'habit ne fait pas le moine, l'appartement ne fait donc pas le prince de la science. « Que le médecin pauvre qui débute, se tire d'affaire comme les circonstances le lui permettront ; qu'il règle d'abord ses dépenses permanentes, de telle façon que *les exercices se soldent en excédents,* si minimes qu'ils puissent être ; qu'il n'impute les dépenses superflues que sur ces excédents mêmes. »

Le conseil est bon ! Que de débutants n'ont pu faire face aux dettes contractées pour leur installation trop luxueuse au début... et même parmi ceux appelés au plus brillant avenir !

Ayez pour ami et pour maître un vieux confrère que vous suivrez dans ses visites et que vous imiterez.

Il vous apprendra ce que vous n'avez pas appris à l'Ecole de Médecine : votre profession.

C. *Instruments du médecin.*

Que votre cabinet soit bien éclairé, qu'il soit muni de tous les appareils destinés à faciliter l'examen de vos malades.

Une chaise longue, un fauteuil à speculum, une table d'opération, une vitrine pour contenir vos instruments, un lavabo.

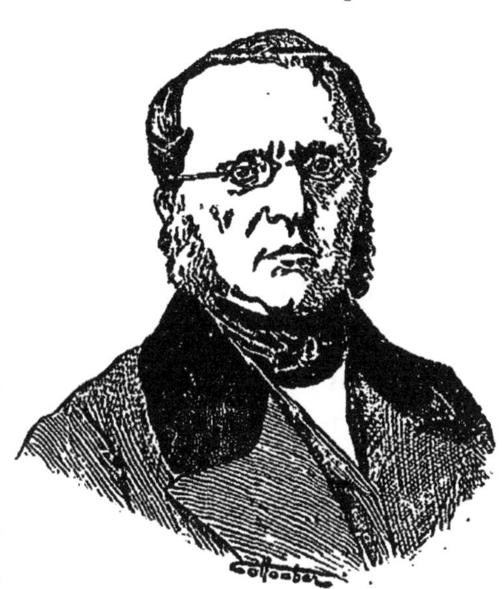

Le Dr Louis (1787-1872), recherches sur la fièvre typhoïde.

Est-il utile d'énumérer les instruments que vous devez toujours avoir sous la main? Un abaisse-langue, un campimètre, un esthésiomètre, un dynamomètre, un marteau (de Dejerine) à réflexe patellaire, un stéthoscope, un laryngoscope, un ophtalmoscope, l'arsenal nécessaire à l'examen des urines, des lames et un microscope prêt à l'examen des crachats et des liquides organiques, et même l'installation d'un appareil *radiographique*, etc... Une foule d'instruments ne sont pas de première nécessité. Un forceps et un basiotribe ou un embryotome capable de vous éviter l'emploi fâcheux d'un ustensile non médical.

Nécessaire l'arsenal destiné à pratiquer la symphyséotomie, l'insufflation trachéale, le ballon de Champetier-Deribes, la boîte à tabage du larynx et à trachéotomie, etc., etc...

Quant au médecin de campagne, il doit avoir tout son arsenal (instruments d'urgence, trousse d'accoucheur, médicaments indispensables) dans le coffre de sa voiture.

Le petit forceps de Pajot est utile. Dans le choix des instruments, il y a une mode; il faut se garder des excès qui vous obligent à changer de forceps à la mort de celui qui l'a mis à la mode.

Une boîte d'amputation n'est pas nécessaire à Paris, il est rare qu'on ait à faire de la grande chirurgie. Ayez des bistouris, une trousse bien complète, des seringues de Pravaz facilement stérilisables, une seringue à sérum, un appareil de Potain. Vous aurez l'indispensable.

Avec l'expérience, vous compléterez votre arsenal, ce qui est impossible en province, où vous devez être muni de tout, dès le début de votre installation, même d'une série de daviers pour dentiste.

Tous les instruments soigneusement entretenus dans un état de propreté absolue et maintenus à l'abri de la poussière dans une vitrine *ad hoc*.

N'étalez pas vos instruments avec ostentation, n'ayez pas de tableaux à sujets médicaux, Hippocrate refusant les présents d'Artaxercès, par exemple ; n'ayez pas non plus Hippocrate en sujet de pendule, vous seriez banal. A Paris vous pouvez rencontrer des malades qui n'aiment pas la banalité. Votre cabinet doit être un asile sévère, sûr comme un confessionnal et suffisamment artistique pour que vous puissez y écouter les longues confidences sans ennui apparent. Les longues narrations de vos clients seront plus facilement supportables si votre œil est charmé par une œuvre d'art, tableau, ou statuette, dont la beauté ne vous lassera jamais.

CHAPITRE VII

Du médecin qui veut voyager.

Outre la possibilité de s'établir dans une grande ville ou à la campagne, tout médecin pourvu d'un diplôme peut voyager. Nous ne parlerons pas ici de la carrière de la médecine navale qui forme une profession spéciale, mais des carrières *d'à côté* qui ne sont pas incompatibles avec la profession médicale civile. Se destiner à être médecin militaire ou médecin de marine, c'est embrasser une carrière incompatible avec la profession médicale. Mais le jeune docteur peut, tout en gardant son indépendance et son caractère de médecin, voyager ou aller s'établir dans les colonies ou même à l'étranger.

Les situations qui permettent au médecin de voyager sont :

1° La carrière de médecin de paquebot ;

2° La carrière de médecin des colonies et des administrations civiles exotiques.

1° *Médecins de paquebot.*

Diverses compagnies maritimes emploient des médecins, la loi les y oblige. La Compagnie des *Transatlantiques* et celle des *Messageries Maritimes* sont les seules qui puissent offrir des situations acceptables aux jeunes médecins. Les autres Compagnies de navigation ne sont pas en état d'employer des médecins avec des appointements et une installation suffisants. Mal logé, mal nourri, journellement exposé à des compromissions peu en rapport avec sa dignité, le médecin ne peut s'accommoder de ces situations. Sur certains bateaux de pêche, F. Coppée signalait le fait suivant : à Terre-Neuve, le médecin est obligé de saler de la morue comme tout l'équipage. Le reste est à l'avenant.

Le médecin de paquebot a un emploi bien déterminé (1). Il est responsable devant les autorités françaises de l'état sanitaire du paquebot et s'occupe du service des patentes à l'entrée et à la sortie des ports de commerce. C'est une besogne très facile. Les appointements sont en général de 250 francs par mois. La connaissance de l'anglais, à bord des Messageries Maritimes, fait monter les appointements jusqu'à 300 francs, sur les grandes lignes. Le médecin est logé et nourri à bord, sauf pendant le temps de débarquement. Il est également responsable de la pharmacie.

Le jeune docteur peut ainsi voyager à très bon compte et, comme on dit, « voir du pays ». Ces voyages sont utiles ; ils procurent une vision superficielle sans doute, mais utile en ce qu'elle permet la comparaison des mœurs exotiques avec celles de son propre pays. Le voyage ouvre des horizons

(1) Docteur Borel. *Comment on devient médecin de paquebot. L'examen de médecin sanitaire maritime. Le service médical à bord.* 1 vol. in-8° cart. Carré et Naud, éd. 1898.

nouveaux et fournit des sujets de réflexion fructueux pour le médecin psychologue. En France, nous répétons que les voyages forment la jeunesse, mais l'étudiant en médecine est rivé à sa Faculté et n'en sort que pour s'installer. Docteur pratiquant, il n'a plus le temps de voyager que pour aller un mois, au grand maximum, à Trouville ou aux eaux pour sa santé. Ces voyages sur les paquebots sont donc précieux avant l'installation. « *Ils seront aussi utiles à l'esprit qu'au cœur,* comme l'écrit A. Comte, *que leur sont ordinairement nuisibles les vagues excursions de nos riches oisifs.* »

Sans doute le spectacle devient monotone au bout de quelques voyages faits sur la même ligne, mais l'habitude de vivre dans un espace restreint donne une discipline d'ordre, et le contact des passagers assouplit le caractère.

Pour être médecin de paquebot, il faut :

1° Un certificat de médecin sanitaire maritime;

2° Un diplôme de docteur en médecine ;

3° Un certificat de bonnes vie et mœurs.

Il suffit de faire une demande à la direction d'une des grandes Compagnies de Navigation (Messageries Maritimes, Marseille, quai de la Joliette, — ou Compagnie Transatlantique, 6, rue Auber, Paris). Agréé par la Compagnie, on doit aller à la Direction de la Santé, puis au Bureau d'Inscription maritime, pour demander son permis d'embarquer.

La ligne la plus intéressante est celle de Marseille au Japon. Les escales (Port-Saïd, Suez, Aden, Colombo, Singapoor, Saïgon, Hong-Kong,

Shang-Haï, Kobé et Yokohama) permettent de faire une rapide connaissance avec l'Egypte, le canal de Suez, l'Arabie, les Indes, l'Indo-Chine française, la Chine et le Japon. Les lignes de la Méditerranée sont également intéressantes. La ligne de New-York permet d'étudier les mœurs américaines et de se familiariser avec la langue anglaise. La ligne des Chargeurs Réunis, du Havre à Rio de Janeiro par les côtes du Brésil, est également intéressante. Les escales (Lisbonne, Santos, Pernambuco, Victoria, Maceio, Porto-Rico etc.) permettent de faire ample connaissance avec l'Amérique du Sud.

La situation de médecin de paquebot ne doit pas être considérée comme une carrière définitive choisie pour l'existence entière, c'est en quelque sorte un poste d'attente. Si le médecin voulait rester toute sa vie à bord d'un paquebot, il risquerait d'oublier ce qu'il sait et de se rouiller dans l'oisiveté forcée de la vie maritime.

2° *Médecins des colonies.*

La carrière des médecins de colonies n'est malheureusement pas encore assurée. Les colonies sont presque toutes, sauf l'Algérie, livrées aux médecins de marine ou aux médecins de colonisation. Il faut espérer que le Département des Colonies comprendra qu'il est nécessaire d'encourager les jeunes docteurs qui veulent s'expatrier. Bientôt on verra des médecins municipaux dans tous les grands centres de nos colonies, et le jeune docteur trouvera là un nouveau débouché pour son activité. Il faut saluer l'heureuse initiative des administrations des mines et des exploitations de charbon du Tonkin, qui ont réclamé des médecins civils. C'est là une heureuse initiative que le Gouvernement et le Ministère des Affaires étrangères devraient s'empresser de suivre. Il est, en effet, déplorable de voir toute la population civile de nos colonies livrée à l'inexpérience et à l'impéritie forcée des médecins de marine qui ne sont pas destinés à faire de la médecine civile. Que chacun reste à sa place : le médecin du cadre de la marine dans les ports militaires et à bord des bateaux de guerre auxquels il doit être attaché, et que le médecin civil exerce, sans concurrence de ses confrères de la marine, la médecine des femmes et des enfants dans la population civile. Ce ne sera que juste, et tout le monde y trouvera son bénéfice.

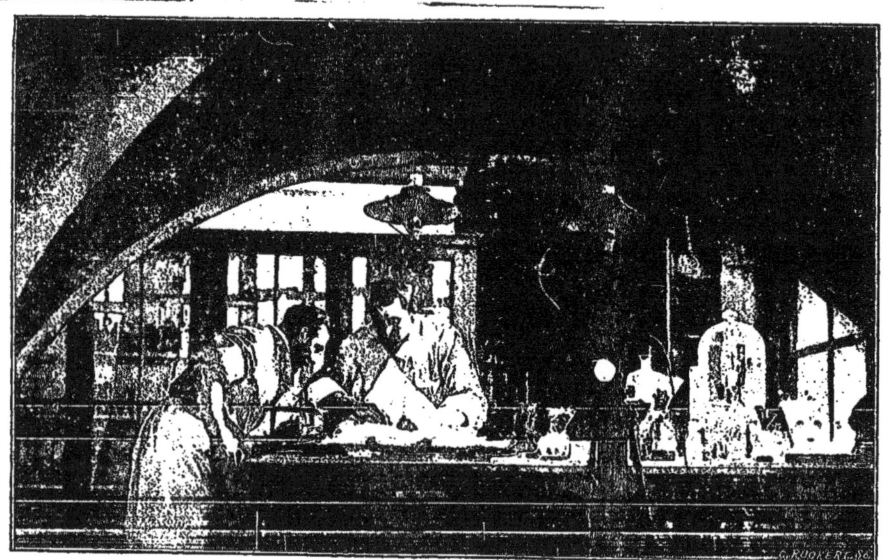

Au laboratoire (d'après la fresque de la Salle de garde de la Charité à Paris).

CHAPITRE VIII

Médecins spécialistes.

A. *Du médecin accoucheur.*

La mode est aux spécialités. La carrière du médecin accoucheur est très suivie. Les deux cliniques de Paris, celle de la Faculté rue d'Assas et celle de l'hôpital Baudelocque, sont fréquentées par des stagiaires et par des médecins qui y apprennent l'art des accouchements. Il existe des concours pour le clinicat et des places d'accoucheurs dans les hôpitaux de Paris.

La carrière d'accoucheur est fort belle, bien qu'un peu monotone. Nous ne répèterons pas ici le mot de Velpeau trop sévère pour les accoucheurs : « *Si j'avais un fils, j'en ferais un chirurgien s'il était adroit, un médecin s'il était intelligent, et un accoucheur... si c'était un imbécile.* »

A cette spécialité se rattache la profession de sage-femme qui ne rentre pas dans le plan déjà si chargé de ce petit livre élémentaire.

B. *Du médecin des femmes.*

La gynécologie a pris une telle importance qu'elle mérite des études spéciales. A la fois médecin et chirurgien, le gynécologiste est appelé à cultiver une des branches les plus intéressantes de la pratique médicale. Le gynécologue doit être d'une dignité irréprochable, il est même indispensable qu'il soit riche, pour se mettre au-dessus des soupçons toujours en éveil dans une spécialité aussi délicate. Trop de médiocres charlatans ont abusé de la crédulité des femmes pour qu'on s'expose à être confondu avec cette espèce d'hommes d'affaires peu scrupuleux. Les tenanciers de cliniques privées, les gynécologistes d'occasion qu'aucune étude spéciale n'avait désignés à cet emploi, mais que seule leur cupidité dirige, ont rendu cette branche de l'exercice médical très difficile à occuper. Une honorabilité parfaite, une rigidité de conduite absolue doit être la règle du gynécologiste. Il doit se garder d'aucune réclame de mauvais aloi, il doit surtout se méfier des camarades prêts à lui donner des clientes. A chaque pas de sa carrière, ce spécialiste trouve une embûche.

C. *Du médecin d'enfants.*

Tout médecin doit connaître les maladies spéciales à l'enfance.

Il est des praticiens qui ont su se faire une spécialité dans cette catégorie de maladies spéciales à l'enfance. Il suffit d'être attaché à un hôpital d'enfants, pour s'intituler médecin spécialiste des maladies de l'enfance. Une grande fermeté, unie à une grande douceur, une sûreté de pronostic qui ne s'acquiert qu'à la longue, beaucoup de patience et... l'habitude de soigner ses propres enfants avec le sentiment d'inquiétude spécial qui s'attache à la qualité de parents, telles sont les principales qualités indispensables au médecin d'enfants.

On peut dire ici ce qu'on peut appliquer à tous les spécialistes, quels qu'ils soient : *Ne jamais sortir de sa spécialité sous aucun prétexte.* Le médecin d'enfants ne doit soigner que des enfants. S'il en était autrement, le praticien ordinaire qui n'a pas de spécialité n'appellerait pas le spécialiste en consultation. Or, tout spécialiste est un médecin de consultation. C'est pour avoir oublié ou négligé cette règle, que nombre de spécialistes se sont vus forcés de renoncer à leur spécialité pour retomber dans le domaine de la médecine générale.

D. *De quelques autres spécialités.*

Le jeune docteur qui veut se spécialiser dans le traitement des affections de la peau et des maladies syphilitiques, devra fréquenter les hôpitaux spéciaux : Ricord, Lourcine (Broca), Saint-Louis, Saint-Lazare et les cliniques de Vienne. Les affections de l'oreille et du nez sont mal connues en France et presque pas enseignées; la clinique du docteur Luc et celle du docteur Lermoyez sont à recommander. L'hospice des Quinze-Vingts est la véritable école des oculistes.

Le docteur Doyen possède à Paris une clinique que tout docteur se destinant à la chirurgie doit fréquenter. La carrière chirurgicale en France est trop encombrée par des docteurs qui le plus souvent n'ont de chirurgical que le nom des concours, nombreux, qu'ils ont traversés.

E. *Le médecin aliéniste.*

Ceci est une spécialité qui nécessiterait une universalité de connaissances bien difficile à rencontrer chez le même savant. La psychologie, la neuropathologie, la littérature, le droit et l'histoire des procès célèbres, le théâtre et le roman, la philosophie et l'anatomie comparée, l'anthropologie et l'ethnologie, doivent être connues de l'aliéniste désireux de faire progresser cette science restée presque immuable depuis l'illustre Morel.

Malheureusement cette partie de la médecine est bien négligée en France. On se fait aliéniste, disait un esprit chagrin, lorsqu'on ne peut faire autre chose.

Et, en effet, où pourrait-on avoir fait des études spéciales sur l'aliénation puisqu'il n'y a pas à Paris une clinique où les étudiants soient exercés à l'examen des aliénés? A. Comte disait déjà des aliénistes qui n'ont pas de connaissances générales suffisantes sur la matière qu'ils se montrent inférieurs à leur mission ; or cela n'a guère changé depuis que Comte écrivait les lignes suivantes : « Les médecins spécialement occupés d'un tel ordre de maladies (*mentales*) et qui, presque toujours, sont encore moins que la plupart des autres, sous le rapport intellectuel ou même sous le rapport moral, au niveau de leur importante mission, tendent néanmoins, depuis

Pinel, dans l'étude de ce qu'ils ont nommé les monomanes, à donner cette direction aux explorations qu'ils se sont *trop exclusivement* réservées. »

Tout spécialiste qui perd de vue l'ensemble du malade et l'ensemble de l'étude de l'homme, est forcément réduit à une infériorité d'où il ne sortira qu'en s'élevant à la conception de notions plus générales.

Se spécialiser, c'est s'amoindrir, si on ne garde, en dehors de l'exercice de sa spécialité, la faculté de juger son malade comme un médecin ordinaire pourrait le faire.

Tout médecin doit avoir une notion des spécialités les plus importantes, de même que tout spécialiste doit être un pathologiste, comme n'importe quel praticien.

En médecine tout est lié.

F. *Le médecin d'hôpital.*

Nous n'avons pas à nous occuper ici de la valeur du fonctionnement de l'Assistance publique en tant que service nosocomial. Nous ne pourrions du reste que répéter ce que disait déjà Cabanis dès 1803 : « Il est hors de doute que les hôpitaux et les autres secours publics sont, par leur mauvaise organisation, plutôt de *nouvelles causes de misère*, que des bienfaits véritables; plutôt *un principe de démoralisation* que le modèle ou l'aliment de vertus bienfaisantes. » L'hôpital est un milieu pernicieux pour le malade et un foyer de contagion pour la société. L'homme malade a besoin, pour guérir, d'être soigné au milieu de sollicitudes bien portantes et affectueuses que les soins rétribués ne peuvent remplacer. La société ne doit pas plus agglomérer les malades physiques que réunir en colonie les affections psychiques : le crime moral étant contagieux comme la maladie du corps. Malgré tout le confort de l'hôpital moderne, l'homme du peuple en a horreur et ne se résout à y aller que quand il ne peut faire autrement. La raison est du côté de l'homme du peuple ; dans son obscur instinct, il sent qu'on ne guérit que là ou on est entouré de soins *spontanés* et que la guérison est retardée par la *contagion* des malades autant qu'elle est aidée par l'influence des bien portants.

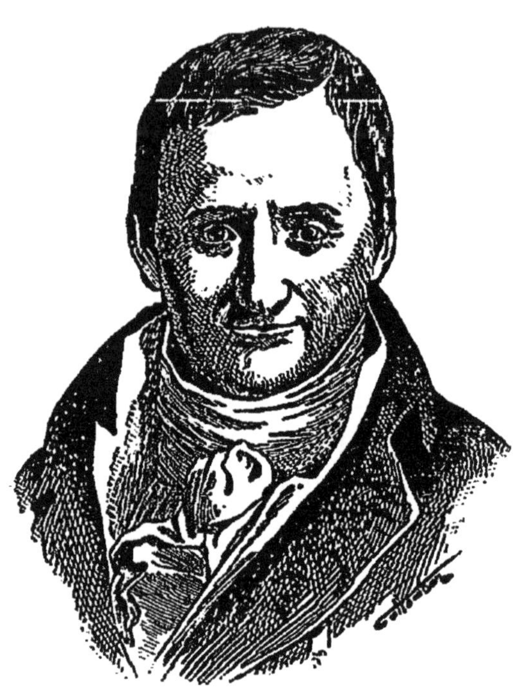

Dr Pinel (1745-1826),
auteur de la *Nosographie philosophique*.

Au prix de ce qu'on exige aujourd'hui d'un médecin des hôpitaux, beaucoup renoncent. Sans doute, il est très utile d'avoir un service d'hôpital, au point de vue scientifique ; au point de vue pécuniaire, l'avantage semble de moins en moins certain, à mesure que le titre devient plus commun et que conséquemment le prestige qui s'attache au titre devient moins grand. Au moment où le concurrent arrive à la place convoitée, il a perdu dans le gavage de la préparation du concours toute spontanéité originale; seules, les plus robustes intelligences résistent à ce surmenage. C'est ce qui explique le petit nombre de travaux originaux sortis de nos hôpitaux.

Broussais disait : « Il manquera toujours à la pratique civile la plus étendue, le rapprochement des tableaux et la facilité d'interroger les cadavres. » Sans doute, c'est un obstacle terrible à l'instruction du praticien et au progrès de l'anatomie pathologique, que ce préjugé ancré dans nos mœurs et qui fait que l'autopsie de nos malades est considérée comme un sacrilège. Il faut s'incliner et faire à l'hôpital ce qu'on ne peut exécuter dans la pratique civile : l'autopsie des malades.

Malheureusement, l'accès des hôpitaux n'est accessible qu'à quelques rares privilégiés : ce sont ceux qui se résignent à aller être médecins dans un hôpital de province où leurs travaux, grâce à notre nuisible centralisation scientifique, passeront inaperçus; ou ce sont ceux assez fiers de leurs qualités de courtisans pour espérer arriver au concours, grâce à l'esprit de népotisme et de favoritisme qui règle ces sortes de cérémonies où le mérite des candidats n'a rien à voir. Les concours du Bureau central n'étant, tout le monde médical le sait, qu'un trompe-l'œil destiné à faire croire qu'on choisit les candidats d'après les épreuves de concours, alors qu'on les choisit, en réalité, seulement d'après le goût des juges ou des professeurs « qui les tiennent ». Avoir eu dans les hôpitaux, pendant son internat, un chef qui tienne ses élèves, c'est-à-dire qui tienne à augmenter son influence en réunissant autour de lui une pépinière de courtisans soumis à ses caprices, telle est actuellement l'unique condition pour arriver au titre de médecin des hôpitaux. Cette fonction est réduite à un simple titre, car la plupart des médecins, possesseurs de ce titre, ne font un service que très illusoire; le titre leur est seulement utile pour permettre de prendre des honoraires très élevés, quand ils sont appelés en consultation. En résumé, on passe dix ans à perdre un temps précieux, à concourir pour obtenir un titre qu'on fera payer cher aux malades, assez vaniteux pour avoir besoin de médecins titrés. On paye donc la marque, l'étiquette ayant cette valeur commerciale qui constitue tout l'avantage du titre de : médecin des hôpitaux de Paris.

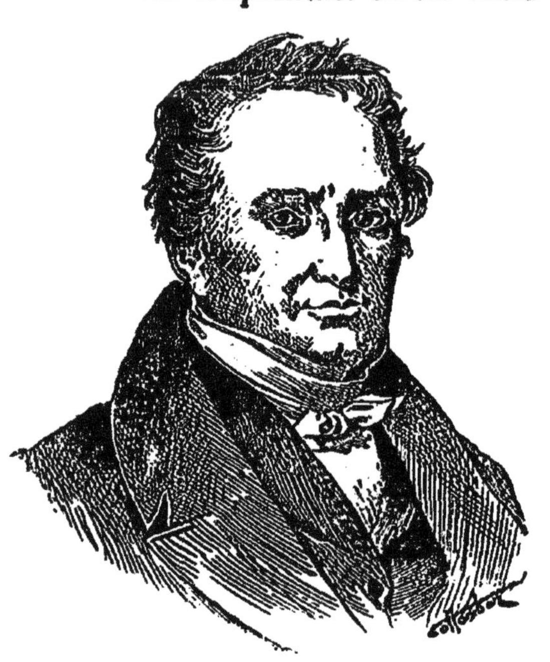

Broussais (1772-1838),
Histoire des Phlegmasies chroniques.

J'emprunte au docteur Variot, médecin des hôpitaux de Paris et plusieurs fois juge au concours des hôpitaux, les paroles caractéristiques qu'on va lire :

« *Le favoritisme a toujours régné à la Faculté de médecine et il ne peut en être autrement*, car les maîtres puissants chercheront toujours à accroître leur influence, en faisant triompher leurs élèves et leurs candidats qui seront plus ou moins leurs créatures.

« Que la Faculté de médecine recrute, comme bon lui semble, ses agrégés; *que chaque maître, à son tour de rôle, fasse nommer ses élèves à l'agrégation*, le corps des hôpitaux n'en a cure.

« Qu'avons-nous vu au dernier concours dans lequel j'avais l'honneur, bien platonique, je l'avoue, d'être juge? *Au moment même de la constitution du jury, les candidats ont dressé la liste des concurrents qui devaient être nommés.* On connaissait les influences dont disposaient les candidats favoris, les marchandages habituels en pareil cas, les échanges de complaisance, etc...; quant aux épreuves, *il n'en était pas question*, elles n'étaient pas encore commencées. J'ai eu le grand regret de constater que les craintes des candidats non désignés, pour employer l'expression courante, n'étaient que trop fondées; après trente-cinq séances de trois heures chacune, après avoir vu défiler aux épreuves *75 candidats, tous hommes instruits et distingués*, la majorité du jury a fait sortir de l'urne les noms des *3 concurrents* qui étaient dans toutes les bouches au moment même où le jury s'est réuni la première fois : les deux premiers avaient pour appui des professeurs éminents; le troisième était le familier du doyen de la Faculté, M. Brouardel.

« A la première séance, lorsque le jury s'est constitué, nous aurions dû voter; les nominations eussent été telles quelles.

« Les candidats n'auraient eu ni les émotions, ni la peine de faire les épreuves, et les juges auraient pu mieux employer un temps que je considère comme perdu.

« Si les choses restent en l'état, c'en est fait des concours des hôpitaux comme de ceux de la Faculté. *Les épreuves ne sont plus que de lamentables simulacres destinés à cacher une élection concertée d'avance entre la majorité des juges.* »

Ceci est l'opinion d'un juge.

Dans l'état actuel des concours pour les hôpitaux, le plus élémentaire bon sens indique donc que vous ne devez jamais vous exposer à un travail et à une perte de temps inutiles, si : 1° vous n'êtes pas le parent d'un médecin influent ou d'un personnage politique considérable ; 2° si vous n'êtes pas le favori d'un professeur ou mieux d'un membre de l'Institut; 3° si enfin et surtout vous n'avez pas dans le caractère cette souplesse qui fait dire à Figaro : « que, pour gagner du bien, le savoir-faire vaut mieux que le savoir », et qu'encore : « être bas et rampant, voilà ce qu'il faut pour arriver ». Cette situation, si chèrement acquise, qu'en fait-on le plus souvent? C'est un grand titre qui fait croire qu'on est bon médecin, voilà son principal usage. La vanité satisfaite, rien ne reste, car on n'arrive à posséder un service d'hôpital que vers l'âge de trente-huit à quarante ans, et plus tard quand on est chirurgien. La clientèle vous absorbe déjà, et vous êtes obligé de rester peu de temps à l'hôpital pour aller visiter vos clients en ville.

Autre chinoiserie : il n'existe qu'un concours, qu'une espèce d'épreuves, et le spécialiste qui se destine à la dermatologie, à l'étude des maladies mentales ou des maladies des femmes, doit faire la même composition et subir les mêmes épreuves que son voisin de concours qui veut se livrer à l'étude des maladies du larynx ou des oreilles! Enfin reçu, il est obligé d'attendre des années pour avoir un service.

G. *L'agrégé de Faculté.*

On a supprimé le concours pour les places de professeur, mais non pour celles d'agrégé.

Ajoutons deux mots au sujet d'une catégorie de médecins dont les fonctions appartiennent à un autre âge, fossiles dont la destinée n'intéresse plus personne.

Que diriez-vous d'une nation qui, pour obtenir des généraux capables de mener ses armées à la guerre, nommerait au concours des colonels, puis les laisserait se reposer loin de toute fréquentation militaire pendant dix ou quinze ans, pour choisir ensuite parmi ces colonels en retraite les généraux capables de diriger une armée?

La Faculté fait passer au concours une série de jeunes docteurs qui ne seront appelés à professer que dix ou quinze ans après la série des exercices oratoires qu'on leur a fait subir! Cela suffit pour

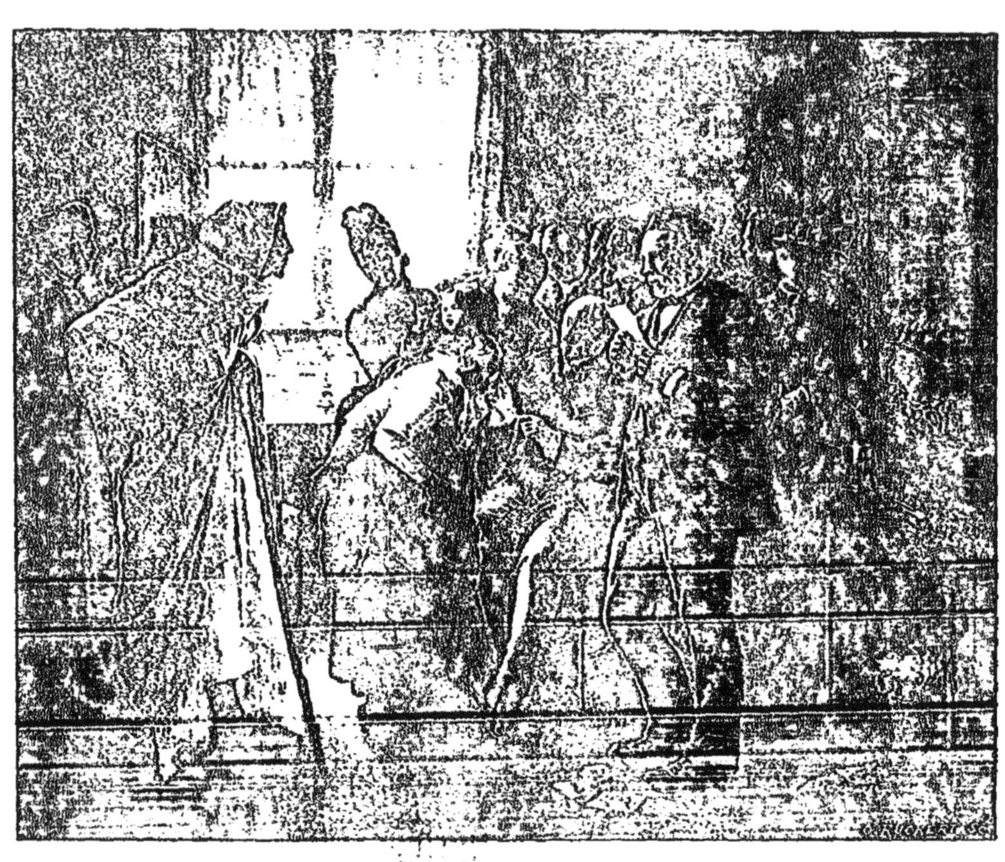

La Vaccine de la rage au Laboratoire Pasteur, de Gsell. (D'après la gravure éditée par M. Barlet.)

expliquer la vacuité des amphithéâtres de l'Ecole et le peu d'élèves qu'attire la leçon des professeurs. La pratique médicale et le professorat devraient être, comme dans la majorité des nations européennes, deux professions séparées et incompatibles. Tous les médecins sont de cet avis.

C'est ici un chapitre qui manque à l'ouvrage de Novicow : le *Gaspillage des sociétés modernes*, le gaspillage irréparable et le plus effrayant du capital le plus précieux d'une nation : le gaspillage du capital intellectuel ! la dépense *en pure perte* d'un travail intellectuel de l'élite des travailleurs d'une profession libérale, qui pourrait être employé si utilement au progrès de la science et à la gloire de la nation !

L'Allemagne l'a compris depuis longtemps ; ce n'est plus qu'en France que le régime des concours subsiste.

Il y a dans la carrière des concours dits concours supérieurs, un curieux état d'âme à noter : c'est une sorte de force inconsciente qui vous pousse à continuer ce qu'on a entrepris, même quand on juge que c'est un travail inutile et absurde. On s'entête à vouloir continuer, pour que le temps que l'on a déjà perdu ne soit pas complètement perdu, et, par un singulier paradoxe, on continue à perdre des heures précieuses parce qu'on en a déjà perdu beaucoup d'autres et qu'on le regrette amèrement. Le titre est une sanction qui semble excuser la vanité et l'inutilité des concours, il faut donc l'acquérir à tout prix. C'est ce curieux raisonnement qui explique comment des hommes, autrefois intelligents et à l'esprit ouvert, arrivent à l'âge de quarante ans, après avoir subi vingt, trente concours, découragés, épuisés, presque au seuil de la vieillesse et... concourant encore. O lamentable spectacle de médecins de valeur, l'esprit aigri par les injustices dont ils ont été si souvent les victimes, le caractère assombri par cette existence gaspillée, sans profit pour personne et qui restera sans gloire, sans être marquée par le moindre monument durable acquis à la science !

CHAPITRE IX

De la vie professionnelle.

A. *Rapports du médecin et du pharmacien.*

Il est indispensable que le médecin entretienne de bons rapports avec le pharmacien qui est son auxiliaire naturel, puisque tous deux, dans une part différente, doivent concourir au traitement du malade.

Pour le pharmacien, un *bon* médecin est celui qui formule de bonnes et longues ordonnances magistrales ne comportant pas de « *spécialités* » sur lesquelles le pharmacien n'a que de petits bénéfices, à moins que ce ne soit de *ses spécialités* à lui et dont il est l'inventeur. Le médecin qui, dans une ordonnance, s'attache à donner des conseils de *régime* et d'*hygiène*, des prescriptions de *stations minérales*, d'*hydrothérapie* dans le plus grand intérêt de son client, passe aux yeux du pharmacien, chez qui le plus souvent le commerçant domine, pour un *mauvais médecin*. Tenez-le-vous pour dit.

Le médecin passera pour *incapable*, s'il se permet de recommander un pharmacien autre que celui qui a exploité son client. C'est souvent sur l'opinion de ce dernier que votre réputation s'assiéra; ménagez donc votre *siège*, en respectant le commerce pharmaceutique. Pour cela montrez-vous indépendant, *n'ayez pas de pharmacien*, et laissez toute liberté à votre client sur le choix de son pharmacien.

Prescrivez le moins de spécialités qu'il vous sera possible : il en est peu d'indispensables. Fermez les yeux sur l'exercice de la médecine par les pharmaciens de votre entourage. Soyez expert dans la rédaction de vos formules favorites. Le pharmacien vous jugera d'après ces données et vous avez tout intérêt à passer pour un bon médecin à ses yeux.

Le pharmacien peut vous faire perdre beaucoup de clients et vous êtes sans arme contre lui.

Regrettons donc, *en silence*, que les pharmaciens ne soient plus tenus à la formule du serment du XIIIe siècle qui les rendrait aujourd'hui si souvent parjures :

« Je jure et promets devant Dieu, auteur et créateur de toutes choses... de ne donner aucun médicament, purgation, aux malades affligés de quelque maladie, que premièrement je n'aie pris conseil de quelque docte médecin ! »

B. *Rapports des médecins entre eux.*

Tel grand médecin pour ses amis, n'est qu'un âne et un mauvais confrère pour les partisans de son confrère voisin. Mettez-vous au-dessus de ces potins de quartier ou de village. Dans Paris même, chaque quartier étant un petit village, il faut savoir entretenir de bons rapports avec ses confrères. Soyez donc un bon confrère, vous y gagnerez en clientèle d'être estimé par les gens honorables.

La grande habileté du médecin jaloux de ses voisins, est de ne jamais dire du mal d'eux, mais d'en laisser penser. L'habileté suprême est donc de forcer ses confrères à dire du bien de soi.

A Paris et dans les grands centres, la concurrence est trop multiple pour que les inimitiés entre confrères se fassent durement sentir, mais dans une petite localité, quand il y a deux médecins, ils se détestent et ils ont le plus grand tort de se le prouver. Soyez sûr que la dignité médicale y perd beaucoup et que chacun des deux confrères a à s'en repentir.

Quand vous succéderez à un confrère dans une famille, ne faites donc jamais de remarques désobligeantes sur le traitement qu'il a cru devoir instituer. Si vous êtes appelé à soigner un malade que vous savez être le client d'un autre confrère, avertissez-le de cet appel et priez-le de vous dire s'il a reçu ses honoraires. Refusez avec fermeté de soigner un client soigné par un confrère, sans que celui-ci soit appelé en consultation avec vous. Ne donnez jamais de conseils médicaux à une tierce personne qui viendra vous demander si tel traitement est bon pour telle maladie.

Si vous êtes appelé d'urgence pour soigner un malade, en l'absence de son médecin ordinaire, avertissez votre confrère que vous avez été dans l'obligation de *le remplacer momentanément en son absence*, et prévenez la famille d'avoir à demander son médecin ordinaire, parce que vous ne voulez pas faire d'autres visites.

Grâce à ces quelques précautions qui appartiennent au domaine de la simple politesse, toutes les difficultés si pénibles entre confrères vous seront évitées et tout le monde, malade et médecin, y gagnera. Tout le chapitre de la déontologie traitant des rapports entre médecins, peut du reste se résumer par cette règle de conduite si simple : Sévère pour toi-même, indulgent pour les autres, *agis envers eux comme tu voudrais qu'ils agissent envers toi.*

Il y aurait tout intérêt pour les médecins non pas à se *syndiquer* : le syndicat est un progrès *rétrograde* qui nous ramène aux *corporations* des temps féodaux, — mais à s'unir dans une plus étroite confraternité en instituant par province, par quartier, des réunions *amicales*, des banquets confraternels, en se remplaçant mutuellement. A se voir plus souvent on se connaît et on s'apprécie davantage.

La plupart des questions de déontologie médicale sont des questions de tact et de savoir-vivre. Un docteur qui a reçu une bonne éducation, ne se laissera jamais circonvenir par les clients toujours prêts à entretenir la mauvaise intelligence entre les divers médecins qui les ont soignés.

Montrez-vous donc envers vos confrères, comme vous voudriez qu'ils se montrassent à votre égard, et répondez par une conduite correcte à toutes leurs incorrections, sans doute involontaires.

C. *Vente de clientèle.*

Un médecin veut-il vendre sa clientèle ? Bien qu'il paraisse invraisemblable qu'on puisse spéculer sur la libre volonté des clients qui ont le droit de choisir le médecin qui leur plaît, tout ce qui n'est pas défendu par la loi étant en principe permis, un médecin a toujours le droit de vendre sa clientèle, même quand il n'en a pas. En réalité, il ne vend pas sa clientèle, bien inaliénable qui ne lui appartient pas, mais il vend une *sonnette* à laquelle on est habitué de venir tirer pour obtenir un médecin ; il vend son domicile, ses meubles et surtout l'habitude contractée par les habitants d'un quartier qui savent que depuis tant d'années il y a un médecin dans telle maison.

C'est toujours un marché de dupe que d'acheter une clientèle. La clientèle ne suit pas en général l'acheteur. Il suffit que votre prédécesseur soit ou plus vieux ou plus jeune, ou plus affable ou plus sévère, ou d'un caractère différent du vôtre, pour que les clients habitués à l'un ne viennent pas chez l'autre. Les bonnes clientèles ne se vendent pas, les intéressés les gardent. On ne vend les clientèles que par nécessité : cas de maladie, de mort ou d'affaires de famille. Souvent on arrive quand déjà la clientèle est dispersée et a passé aux confrères voisins.

Si vous commettez la sottise d'acheter ce qu'on ne peut vendre, prenez toujours trois précautions. Assurez-vous que votre vendeur a quelques clients et qu'il ne quitte pas sa clientèle parce qu'elle l'a quitté depuis longtemps déjà. Faites insérer dans l'acte de vente : 1° que le cédant n'exercera plus dans un rayon déterminé, si c'est à Paris, — ou dans la région où il exerçait, si c'est en province; 2° qu'il prend l'engagement de vous présenter et de vous recommander à ses clients habituels; 3° qu'une partie du prix de vente ne sera payable qu'après la première année d'exercice.

Devant la loi, ce contrat de vente n'est valable que pour les meubles, instruments, et l'acheteur peut toujours invoquer le droit de non-valabilité, s'il a lieu de se croire la dupe d'un marché frauduleux.

Du reste, la vente d'une clientèle n'est opérable que sous seing privé et n'engage nullement ni le vendeur qui ne peut répondre de sa clientèle, ni l'acheteur qui peut invoquer la duplicité de son prédécesseur. C'est, comme on voit, un marché dangereux.

D. *Devoirs du médecin envers son client.*

Le médecin ne doit, sous aucun prétexte, révéler les confidences faites par un malade. Le secret professionnel est cependant levé pour les maladies contagieuses que vous devez signaler à la Préfecture de Police, pour les cas où vous êtes appelé à faire un accouchement et où vous devez, au besoin, déclarer la naissance de l'enfant.

Le médecin est-il tenu de dire la vérité au malade sur sa maladie ?

Le problème a été résolu de façons différentes. Il semble qu'il soit très simple de suivre une règle générale : dites *toujours* la vérité, quand le mensonge n'est pas utile à la guérison de votre client. Si l'affection est grave et que le malade soit pusillanime, vous devez ménager ses craintes, mais à quoi bon le tromper quand l'avenir lui révélera votre mensonge inutile ? Si l'affection est insignifiante, ne déclarez pas cependant que votre client, et surtout votre cliente, *n'a rien*. Il est d'habileté professionnelle de ne point blesser cette petite vanité du client qui veut toujours avoir quelque chose d'intéressant ou de grave et qui ne peut admettre que, s'il souffre ou s'il est seulement effrayé, il souffre et soit effrayé à propos de rien.

Le docteur Sabourin nous donne le conseil très utile de déclarer aux tuberculeux la gravité de leur cas, au début, dans la crainte qu'ils ne négligent de se soigner assez énergiquement. Si vous cachez sa maladie à l'intéressé, il le saura plus tard et la famille vous traitera d'ignorant.

D'autre part, il est urgent que le malade ne se berce pas avec des mots. Les expressions euphémiques de *rhume négligé*, de *bronchite chronique*, de *poitrine faible*, ont causé plus de morts que la vérité utile dite au moment utile.

Se sachant gravement atteint, mais sachant aussi qu'il peut guérir, le malade mettra tout en œuvre pour aboutir à la guérison et y parviendra.

La diplomatie en fait de médecine, retombe souvent sur le diplomate. La franchise et l'honnêteté professionnelle vous mettent plus à couvert que de petites ruses inutiles et qui ne trompent personne.

Autre conseil pratique : Ne comptez pas sur la reconnaissance de vos clients pour vos bons soins. « La reconnaissance du malade pour le médecin, dit Jean Baudry (de Vacquerie), je connais cela. Ça se déclare avec la fièvre, ça se calme dans la convalescence, la santé en guérit. »

E. *Des consultations entre médecins.*

Un vent d'hostilité souffle depuis quelque temps dans le corps médical sur la méthode qui consiste à appeler en consultation des médecins connus. On appelle moins en consultation qu'autrefois. Est-ce un tort?... Non, si la consultation est inutile, c'est-à-dire si le médecin ordinaire est sûr de son diagnostic et si la famille du malade a pleinement confiance en lui. Oui, dans le cas où la maladie est très grave, où vous n'êtes pas bien sûr de votre diagnostic, ou encore dans les cas où la famille paraît mettre en doute votre opinion.

Le docteur Grellety, de Vichy, nous donne les raisons du refroidissement des médecins contemporains pour la consultation avec des maîtres connus, professeurs de Faculté ou spécialistes. Ecoutons-le et apprécions ses raisons.

« Il se produit, depuis quelque temps, un mouvement de réaction très caractéristique de la part des petits médecins contre les grands. Les premiers en appellent de moins en moins aux seconds; on a cru reconnaître que l'idole avait parfois des pieds d'argile et sonnait souvent creux, que leur savoir est *plus théorique que pratique*, *que le népotisme, les intrigues, l'aplomb, la souplesse du caractère*, une certaine facilité d'élocution, jouent un rôle trop prépondérant dans l'obtention des titres les plus ronflants et des postes les plus en vue.

« De simples pioupious, qui se sentent solides et bien pondérés, estiment à tort ou à raison qu'ils peuvent bien aller au feu sans y être conduits par une foule de généraux encombrants; quelques capitaines moins chamarrés leur suffisent largement pour les guider à la victoire, pour les protéger et les couvrir... »

Souvent la consultation était en effet recherchée des pusillanimes ou des ignorants qui s'imaginaient être couverts en appelant un illustre maître. A chacun selon sa responsabilité et selon son œuvre: un médecin instruit, consciencieux et honnête, qui examine minutieusement son malade et *suit* sa maladie, est *toujours* plus apte à instituer un bon traitement qu'un médecin consultant, si habile soit-il, qui ne voit le malade qu'une fois, et souvent, confiant dans l'autorité que lui donne son renom, ne l'examine que *superficiellement*.

Pour le spécialiste, il en est autrement. Les sciences médicales se sont développées dans tant de sens différents qu'on ne peut exiger qu'un même homme soit également apte à en cultiver toutes les branches spéciales. « *Non omnia possumus omnes.* » Donc n'hésitez pas à appeler un spécialiste, urinaire, oculiste, laryngoscopite, etc..., toutes les fois que votre client sera atteint d'une maladie du ressort de ces confrères. Défiez-vous alors de la gérontomanie qui nous ronge en

France ; les *plus jeunes curés font les meilleurs sermons*, dit Musset ; les plus jeunes spécialistes sont les meilleurs opérateurs souvent ; sans doute les vieux ont plus d'expérience, mais que vaut l'expérience quand il s'agit d'avoir bon doigt et bon œil, la main sûre et la vue nette ?

On n'acquiert des titres qu'avec l'âge, mais à mesure que ces titres arrivent, les années viennent aussi ; et plus le professeur est vieux, moins il vaut en consultation. L'intolérance des vieillards, leur attachement aux théories en vigueur du temps de leur jeunesse, l'indifférence souvent qu'amènent les années, sont autant de défauts.

Si vous appelez un médecin consultant, faites-le agréer par la famille du malade, et soyez exact au rendez-vous qu'il vous donnera. Conseils de M. La Palisse qui ont toute la valeur de *bons conseils*, rien n'étant plus trivial que les règles du savoir-vivre et souvent rien n'étant plus négligé.

CHAPITRE X

Services médicaux publics.

A. *Médecins de l'état civil.*

Situation qui dépend de la mairie. On devrait choisir les médecins de l'état civil parmi les médecins de bienfaisance les plus âgés. C'est là la théorie; en pratique, on nomme ceux qui font le plus de visites au maire et aux délégués cantonaux. Le même médecin chargé de ce service de l'état civil, visite successivement les morts et les nouveau-nés, pour constater les naissances et vérifier les décès. Il en résulte un danger certain pour la population. Le médecin qui vient de constater le décès d'une personne, occasionné par une maladie contagieuse(scarlatine,variole,fièvre puerpuérale, diphtérie, érésypèle, etc., etc.), forcé d'aller ensuite dans la chambre d'une nouvelle accouchée examiner un nouveau-né, emporte avec lui les germes morbides qui rencontrent dans la jeune mère et dans l'enfant un terrain très propice à leur développement. Le médecin de l'état civil est donc un moyen d'infection, un danger public. Il en sera ainsi, tant qu'on ne divisera pas ce service en deux branches : un médecin chargé de vérifier les décès, un médecin chargé de constater les naissances.

Les appointements sont variables, suivant les mairies, et à Paris le médecin de l'état civil touche en moyenne 2.000 francs par an.

B. *Médecins de Bureau de Bienfaisance.*

Ceux-ci sont des docteurs attachés aux mairies. A Paris ils sont nommés au concours. Concours plus ridicule encore que les autres, parce que les juges y sont souvent de vieux médecins qui n'ont aucune compétence pour juger la valeur des épreuves de leurs jeunes confrères. Il existe un concours presque tous les ans, dont on est averti par voie d'affiche. Le concours comprend deux épreuves : une composition écrite de une heure sur un sujet de pathologie et une épreuve orale comprenant l'examen d'un malade d'hôpital.

Le service est divisé par chaque arrondissement de Paris en un certain nombre de circonscriptions. Il existe un service à domicile et un service de consultation. Le médecin de bienfaisance chargé de la consultation touche 600 francs par an; celui qui a pour mission de visiter les malades à domicile, a des appointements variables de 1.200 à 2.000 francs, suivant que l'arrondissement est central ou excentrique.

Nous ne conseillerons à aucun jeune docteur de concourir pour obtenir le titre de médecin du Bureau de Bienfaisance; c'est un titre discrédité qui ne pourra que lui nuire auprès de sa clientèle, on l'appellera *le médecin des pauvres*. Les mères craignent que le médecin leur apporte des germes de maladies récoltés dans les galetas des indigents. Les indigents eux-mêmes ne profitent pas du médecin dit de Bienfaisance; tous ceux qui peuvent faire différemment appellent un autre médecin. Du reste, ce service très mal réglé permet à une multitude de malades aisés de toucher des secours d'argent et de recevoir des soins gratuits. Une réforme générale et complète s'impose en cette matière.

En résumé les médecins de Bienfaisance sont des *agents électoraux* déguisés et doivent souffrir une dégradante sujétion de la part des Mairies — dont le Directeur de l'Assistance publique n'est pas maître, à Paris, du moins, — le Conseil d'administration des Bureaux de Bienfaisance étant composé de délégués cantonaux qui spéculent avec leur autorité d'administrateurs pour gagner des voix comme candidats au Conseil municipal. Le médecin évolue entre ces intrigues électorales. Gare à lui s'il est indépendant et refuse de s'occuper de politique !

C. *Médecins inspecteurs des Écoles.*

Appointements de 600 francs par an. Le docteur est chargé d'inspecter les écoles municipales au point de vue de l'hygiène publique. Aucun concours n'est nécessaire. Places données aux amis du maire et des adjoints.

D. *Médecins de nuit.*

Il suffit d'être docteur en médecine pour faire la demande au Préfet de police, afin d'être incorporé dans le service médical de nuit. Ce service a rendu et rendra tous les jours de grands services à la population parisienne. Les familles sont toujours sûres d'avoir un médecin au milieu de la nuit. Le médecin reçoit un bon de 10 francs pour chaque visite, un bon de 20 francs pour un accouchement. Ce qui, entre parenthèses, est une concurrence déloyale aux sages-femmes que les médecins devraient ne pas accepter. Le médecin de nuit doit être pourvu d'un *imperméable* et d'une *lanterne*, la Préfecture de Police négligeant d'entretenir des lampes, si nécessaires dans les postes de police. Fonctions agréables pour les médecins qui aiment veiller tard et qui sont *célibataires*.

E. *Médecins de la Préfecture de Police.*

Comprenant les *médecins des services publics*, les *médecins inspecteurs de la première enfance*, etc., etc. Aucun concours, places données au favoritisme.

F. *Médecins de Sociétés privées.*

L'énumération en serait trop longue. Citons les plus importantes : l'Union du Commerce, la Couturière, la Société des Comptables, la Société des Concierges et Gérants, la Société Philanthropique, la Société des Cochers d'omnibus, la Compagnie du Gaz, l'administration des Tabacs, les sociétés de secours mutuels, etc., etc. La devise générale de toutes ces sociétés est de payer le médecin le moinspossible et d'exiger de lui le plus de services possible. C'est une exploitation du médecin. Tout à fait au début de la clientèle, recherchez ces sociétés, mais ne vous y attardez pas, c'est du temps perdu. Il serait utile que les médecins syndiqués se dressassent contre les exigences de ces sociétés qui abusent de ce que quelques-uns recherchent *des fixes*.

G. *Médecins des Chemins de fer.*

Leur nomination dépend exclusivement du conseil supérieur de l'administration. C'est donc auprès des influences spéciales que vous pouvez avoir parmi les gros actionnaires, qu'il faudra chercher un appui.

Une question à résoudre : pourquoi n'y a-t-il jamais de médecin de chemin de fer sur le lieu de l'accident quand un sinistre se produit sur une ligne ?

H. *Médecins des Omnibus.*

Ont leur parcours gratuit sur toutes les lignes comme les médecins des Compagnies de chemins de fer. Avantage recherché par les médecins qui n'ont pas de coupé dans leur remise.

I. *Médecins des Postes.*

N'ont malheureusement pas la franchise postale, comme les médecins précédents ont la franchise ambulatoire. L'administration des Postes est une des meilleures et des plus intelligentes, au point de vue du fonctionnement des médecins attachés à son service.

Le docteur débute avec le titre de médecin *suppléant*, destiné à remplacer les médecins titulaires, en cas de vacances; puis à l'ancienneté il passe médecin titulaire.

J. *Médecin de l'Octroi.*

Pour une administration qui rapporte tant à l'État, elle paie bien peu ses médecins, nommés également d'après les influences personnelles qu'ils peuvent faire agir.

K. *Médecin légiste.*

Tout docteur peut à un moment quelconque devenir un médecin légiste, en ce sens qu'il peut être appelé à fournir un rapport médico-légal, à déposer en justice soit comme expert, soit comme témoin... Tous les jours, le praticien est appelé à rédiger un rapport pour coups et blessures, certificats de maladie, etc. Il est essentiel que le médecin apprenne cette partie de la science médicale qui touche au droit; il est également nécessaire qu'il ne soit pas embarrassé dans la rédaction d'un rapport, en apparence insignifiant et qui, comme tout rapport, peut le couvrir de ridicule ou l'exposer à des ennuis. La médecine légale doit faire partie de l'enseignement pratique. L'étudiant devra, pour s'instruire, fréquenter les démonstrations pratiques qui ont lieu à la Morgue.

Quant aux médecins attachés au parquet, c'est

le lieu de dire qu'ils assument une grande responsabilité pour de petits honoraires et s'exposent à bien des critiques,... quoi qu'ils fassent.

L. *Médecin des Théâtres.*

Une aimable sinécure qui permet de fréquenter nos grands théâtres, sans bourse délier. Mais, comme le disait un ancien ministre, il est plus facile d'accorder une place de sous-préfet qu'un fauteuil de médecin à l'Opéra.

Il existe à Paris une Société des médecins de théâtre. *On devrait* y échanger des services de théâtre, mais chacun les garde pour ses amis. L'amitié passe avant la société. Est-ce un reproche? Non, car cette société est peu connue.

M. *Femmes-médecins.*

Il y a des doctoresses. Toutes sont-elles satisfaites de la profession qu'elles ont choisie et ne regrettent-elles pas d'avoir abordé une carrière peu en rapport avec leur rôle de femme? Il faudrait sur ce point une enquête qui n'a jamais été faite.

N. *Médecin des épidémies.*

Il doit y avoir dans chaque arrondissement de sous-préfecture un médecin des épidémies nommé par le ministre de l'Intérieur. Ces médecins doivent rédiger des rapports sur les causes des épidémies; le rapport est adressé au ministre qui le transmet à l'Académie.

O. Médecin académicien.

Ce sont ceux qui discutent les travaux accomplis par les jeunes; ils peuvent être utiles en accordant des prix.

Il y a, dans la profession médicale, encore bien d'autres catégories à passer en revue : arrêtons-nous ici, car

Le secret d'ennuyer est celui de tout dire.

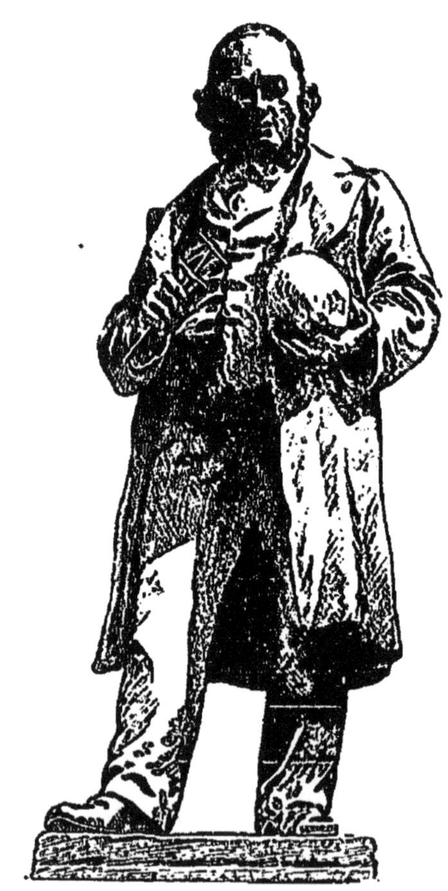

Dr P. Broca (1824-1880),
fondateur de l'*Anthropologie*.

CHAPITRE XI

Statistique médicale.

A. *Statistique des étudiants.*

Statistique des étudiants inscrits depuis 1882 à la Faculté de Paris.

ANNÉES	NOMBRE DES ÉTUDIANTS	OBSERVATIONS
1882.........	4.698	
1883...........	4.518	
1884	4.531	
1885...........	4.282	
1886.........	3.912	Commencement du régime d'études de 1878.
1887............	4.037	
1888...........	4.085	
1889..........	4.241	
1890............	4.319	
1891	4.419	
1892	4.620	
1893.........	4.964	
1894..........	5.477	
1895........	5.612	Commencement du régime de 1893.
1896..........	4.897	Beaucoup d'élèves encore du régime de 1878.
1897..........	4.837	
1898........	3.805	Baisse provenant de la fin des études de beaucoup d'élèves de 1878.

Les chiffres annuels recommenceront à grossir l'année prochaine ou en 1900.

Moyenne annuelle des diplômes délivrés en France de 1795 à 1897.

ANNÉES	DOCTEURS	OFFICIERS DE SANTÉ	TOTAL
1795 à 1808..........	250	125	375
1809 à 1818..........	300	275	575
1819 à 1828	375	275	650
1829 à 1838..........	325	275	600
1839 à 1848........ .	400	225	625
1849 à 1858...	400	200	600
1859 à 1868...... ...	400	100	500
1869 à 1878.........	525	75	600
1879 à 1888	675	75	750
1889 à 1897..........	825	50	875

B. *Les médecins en province.*

Il serait à désirer qu'une publication annuelle mît les jeunes docteurs au courant des localités qui ne possèdent pas encore de médecins. Cela leur éviterait d'aller s'installer là où il y a pléthore et leur montrerait nettement les régions où ils auraient le plus de chances de se faire une clientèle.

M. Félix Duce a publié en 1897, dans la *Semaine médicale*, une statistique des médecins exerçant à Paris et en France.

Considérons d'abord la carte de France. D'après la différence de teintes en vue de représenter la proportion de médecins pour 10.000 habitants, et d'après la teinte variable s'appliquant à cette proportion, on est frappé des différences très notables du nombre des médecins suivant les régions. Il existe deux centres où *il n'y a pas 1 médecin pour 10.000 habitants* : une partie des départements du Finistère, des Côtes-du-Nord et du Morbihan et une partie du département de la Haute-Loire, aux environs du Puy. Un assez grand nombre de départements ne possèdent que 1 à 1,9 médecin pour 10.000 habitants, mais la moyenne générale de médecins est environ de 8 à 8,9 pour 10.000 habitants.

La moyenne des médecins dans les contrées de l'Hérault, du Gers et de l'Allier est de 7 à 7,9. Une partie de la Gironde et de l'Hérault, une partie de l'Aude et des Pyrénées-Orientales, renferment de 8 à 8,9 médecins; la moyenne atteint 8 à 8,9 aux environs de Marseille, de Toulouse, et dans diverses régions du Gers. Une partie des Alpes-Maritimes offre une moyenne de 9 à 9,9 médecins. Dans une partie des Alpes-Maritimes et des Hautes-Pyrénées, la moyenne dépasse 10. On remarquera que ce sont les régions qui contiennent le plus d'établissements d'eaux qui contiennent la plus forte moyenne de médecins. En effet, à Vichy, par exemple, il y a plus de 70 médecins pour 15.000 habitants; à Aix, 21 médecins pour 4.000 habitants; et à Nice, pour 77.000 habitants, 102 docteurs et 90 officiers de santé. Certaines localités importantes, situées loin des lignes de chemin de fer, sont, par contre, totalement privées de médecin.

C. *Les médecins à Paris.*

A Paris le maximum de 69,4 médecins pour 10.000 habitants, est atteint dans le quartier 4 du IXe arrondissement, *Chaussée d'Antin*. Viennent ensuite les moyennes suivantes :

59,1 dans le quartier 4 (Madeleine) du VIIIe arrondissement;
41,1 dans le quartier 3 (Europe) du VIIIe arrondissement;
38,8 dans le quartier 1 (Gaillon) du IIe arrondissement;
38,5 dans le quartier 3 (Palais-Royal) du Ier arrondissement;
37,2 dans le quartier 2 (Place Vendôme) du Ier arrondissement;
36,5 dans le quartier 1 (Saint-Georges) du IXe arrondissement;
34,7 dans le quartier 2 (Faubourg du Roule) du VIIIe arrondissement;
34,7 dans le quartier 4 (Faubourg Montmartre) du IXe arrondissement.

La moyenne tombe ensuite à :

28,3 dans le quartier 3 (Saint-Thomas-d'Aquin) du VIIe arrondissement;
25,1 dans le quartier 1 (Saint-Germain-l'Auxerrois) du Ier arrondissement;
20,7 dans le quartier 3 (Odéon) du VIe arrondissement.

A mesure qu'on s'éloigne du centre, les moyennes diminuent sensiblement pour atteindre un minimum de 0,5 dans le quartier 3, de la Gare, dans le XIIIe arrondissement.

Cette répartition des médecins dans Paris n'a pas une grande valeur, au point de vue de la répartition de la clientèle. Car tel médecin, établi dans la Chaussée d'Antin, peut rayonner dans sa

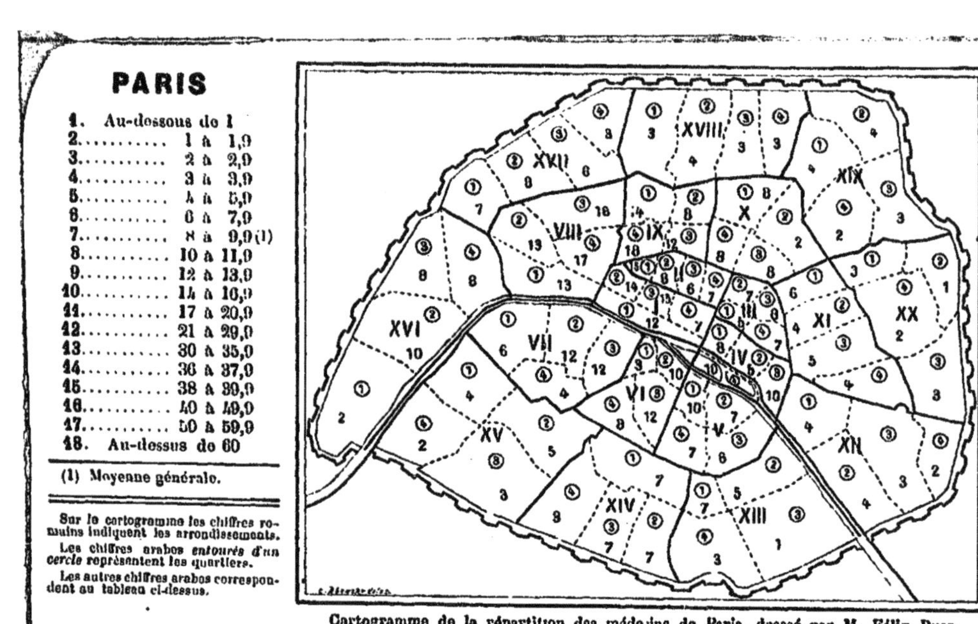

Cartogramme de la répartition des médecins de Paris, dressé par M. Félix Duce, d'après les documents recueillis par la *Semaine médicale*.

clientèle jusque dans le XIIIe arrondissement et réciproquement. Certains quartiers, comme le quartier Saint-Germain-des-Prés, dans le VIe arrondissement, sont privés de médecins, mais les quartiers limitrophes en sont amplement pourvus. Le quartier de l'Europe est surabondamment muni de médecins à sa situation centrale, sans doute grâce à la commodité des transports et à l'abondance des spécialistes.

La richesse des quartiers influe évidemment sur le nombre des médecins. Le XIIIe arrondissement est pauvre et dépourvu de médecins.

Le Dr Hameau, président honoraire de l'Association des Médecins de la Gironde, s'est livré à un travail statistique sur la moyenne des médecins par nombre d'habitants d'une part, et d'autre part sur le nombre des diplômes d'officiat et de doctorat délivrés par les Facultés. Voici ses conclusions :

« Le plus fâcheux résultat de l'encombrement médical des grandes villes, surtout à Paris et dans le Midi et dans les régions de stations thermales et hivernales, « *c'est que la répartition de la* « *clientèle y devient* de plus en plus inégale. A « quelques grandes situations répondent inévitablement des situations besogneuses et lamentables. De là, une fermentation malsaine — *male-* « *suada fames!* — et des déchirements que les « associations peuvent atténuer, mais non conjurer « complètement. Finalement, et bien que le nom- « bre des médecins ne *soit pas en augmentation*

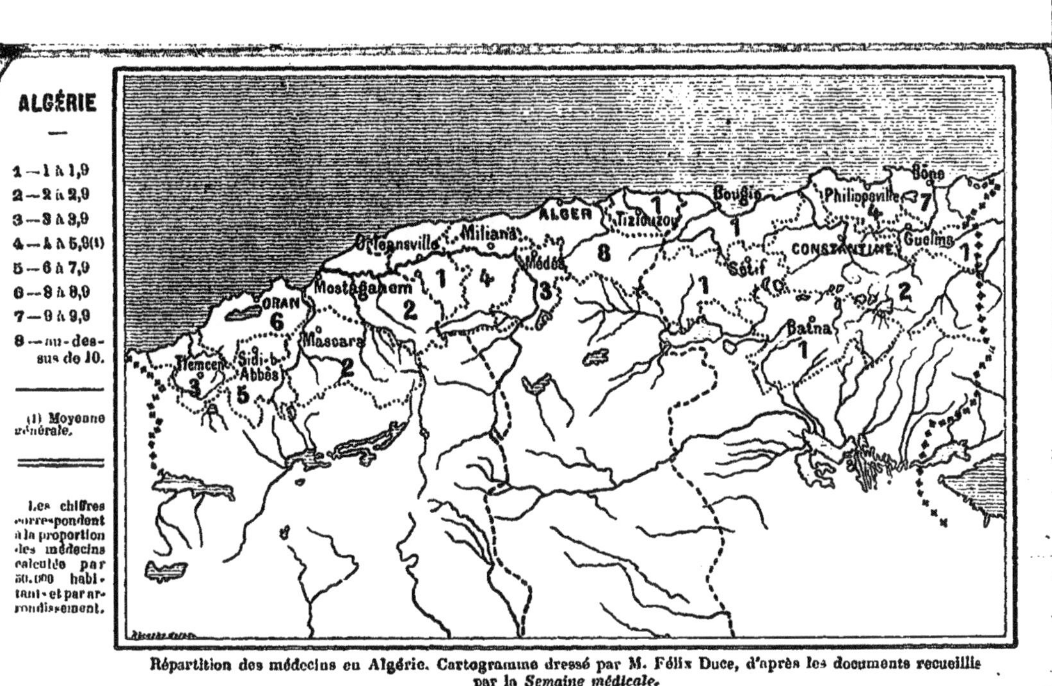

Répartition des médecins en Algérie. Cartogramme dressé par M. Félix Duce, d'après les documents recueillis par la *Semaine médicale.*

« eu égard à la population (1), comme la carrière « médicale est des plus ingrates, qu'il y faut « apporter un grand esprit d'*abnégation* et de « *désintéressement*, — ce qui cadre mal avec les « aspirations modernes, — *il importerait de ren-* « *dre l'accès de cette carrière aussi difficile que* « *possible, et de bien avertir les jeunes gens qu'ils* « *se fourvoient en y courant, à moins d'avoir* « *renoncé d'avance aux avantages de la for-* « *tune.* »

« Il faut, en résumé, ne pas envisager la profession médicale comme *un commerce*, mais comme *une mission sociale* où les satisfactions, dues au sentiment du devoir accompli, doivent avoir plus de prix que le payement du dévouement. Le peu de bénéfices de vos soins, de votre temps perdu, de votre dévouement, de votre science mise au service de clients qui toujours se montreront ingrats et qui souvent oublieront de vous payer vos honoraires, toutes ces amertumes doivent être considérées comme normales dans la vie du médecin. *Suis-je capable de cela ?* Voilà ce que doit se demander le jeune étudiant avant de commencer ses études médicales. »

(1) L'auteur oublie les progrès de l'hygiène publique et ne tient compte que de l'augmentation de la population, ce qui lui fait commettre l'erreur d'annoncer que l'augmentation des médecins n'a pas été sensible. Il ne tient pas un compte suffisant de la disparition de certaines maladies épidémiques et de la diminution de maladies jadis très fréquentes. Le nombre des médecins n'a pas augmenté, en considérant l'augmentation de la population, mais *il a augmenté, parce que le nombre des malades a diminué.*

D. *Statistique des honoraires médicaux.*

« Il y a, dit M. A. Bérenger (*Revue des revues*, 15 janvier 1898), des professions, comme celles d'avocat ou de médecin, qui exigent plus de dépenses générales que celles de professeur ou d'employé. A Paris et dans certains grands centres, la vie est moitié plus chère que dans les petites villes ou les campagnes.

« En province, sur 10.000 médecins, 5.000 *au plus* gagnent convenablement leur vie. Les 5.000 autres ne sont pourtant pas des prolétaires, comme leurs confrères pauvres de Paris. Les mœurs inquisitoriales de la province permettent difficilement aux médecins interlopes de s'acclimater (1). On en trouve donc très peu. Ceux qui ne gagnent pas leur vie, se rabattent sur le mariage, quand ils peuvent, et peu à peu deviennent cultivateurs, industriels ou rentiers, suivant la dot qu'ils ont épousée. Les moins favorisés se jettent dans la politique; ils finissent quelquefois par échouer à la Chambre (il y a, en moyenne, 80 médecins dans le Parlement français). »

Pour les médecins parisiens, voici la liste approximative des salaires :

5 à 6	gagnent	environ	entre	200.000 et 300.000	francs.
10 à 15	—	—	—	100.000 et 150.000	»
100	—	—	—	40.000 et 60.000	»
300	—	—	—	15.000 et 30.000	»
800	—	—	—	8.000 et 15.000	»
1200	—	—	—	moins de 8.000 francs.	

(1) Encombrement interlope qui sévit à Paris surtout; on aurait donc absolument tort de suivre les conclusions de M. Astier : « Des rapports de l'Université avec la Ville de Paris ».

Ces 1.200 médecins, c'est-à-dire *la moitié du nombre des médecins de Paris*, peuvent être des *prolétaires intellectuels*, s'ils n'ont pas de *fortune personnelle*. Et c'est le cas de beaucoup d'entre eux.

Que deviennent-ils ? Ils se rejettent sur un exercice *louche* de leur profession. Les uns se font *rabatteurs* pour grands médecins ou pour grands chirurgiens ; les autres se font *pourvoyeurs* de polycliniques équivoques ; d'autres s'associent à des pharmaciens pour écouler des spécialités coûteuses et inutiles ; d'autres encore sont *médecins d'urinoirs*, c'est-à-dire de maladies secrètes ; « les derniers *meurent littéralement de faim*, comme ce malheureux docteur qui gagnait *100* francs par mois, lorsque la justice lui mit la main dessus. Ceux-là sont mûrs pour les asiles de nuit ».

De ce tableau sinistre de l'état de la profession médicale, il faut conclure : 1° qu'un médecin sans fortune doit, à Paris, chercher, au moins au début de son installation, un moyen auxiliaire pour subvenir à ses besoins (professorat, littérature, administration, etc., etc.) ; 2° qu'il est toujours préférable pour un étudiant d'aller s'installer en province ; 3° que les familles feront bien de diriger leurs enfants vers des carrières moins encombrées que la carrière médicale.

CHAPITRE XII

Le médecin dans l'avenir.

Il est évident, et c'est la conséquence forcée des progrès de l'hygiène publique et de l'assainissement des villes, que le rôle du médecin pratiquant, du médecin de quartier, sera, dans un avenir très prochain, de plus en plus modeste. Avec le développement considérable que tendent à prendre d'une part les hôpitaux et de l'autre les maisons de santé privées, les fonctions sociales du médecin, comme on les comprenait autrefois, diminueront graduellement d'importance. Nous avons déjà les médecins de l'état civil, les médecins légistes, les médecins attachés à la Préfecture de Police, les médecins des différents Conseils d'hygiène, qui rendent inutile le médecin privé dans beaucoup de ses anciennes attributions. Nous aurons bientôt, il ne faut pas en douter, de grandes cliniques montées par actions, qui seront aux petits médecins de quartier ce qu'ont été pour les petits commerçants des établissements comme le *Bon Marché* et le *Louvre*. Une parfaite division du travail médical permettra aux clients de ces vastes établissements, de s'y faire soigner pour toutes les affections connues. Un médecin spécial sera chargé de recueillir sur une fiche les observations particulières données par l'examen de chaque organe en particulier. Le malade sera examiné par un auriste, un oculiste, un laryngoscopite, un spécialiste de radioscopie, un neuropathologiste, un chimiste urologiste et un pharmacien s'occupant de chimie stomacale... Un médecin généralisateur sera chargé de réunir ces différents documents et appelé à donner un diagnostic motivé et général sur le client, qui pourra avoir son *dossier complet*. Un institut pharmaceutique délivrera des médicaments; un institut hydrothérapique, électrothérapique, massothérapique, complétera le traitement.

Le malade aura ainsi tout ce qui constitue les applications des sciences à la médecine pratique, mis à sa portée et réuni sous sa main. Aucun dérangement et une grande économie seront les résultats prochains de cette organisation pratique. Comme en France on est toujours en retard pour ces sortes de progrès dans la voie des commodités matérielles et du confort de l'existence journalière, on verra sans doute ces grands instituts se développer d'abord aux Etats-Unis, le pays par excellence des institutions pratiques, mais l'Europe suivra bientôt. Le rôle du médecin sera ainsi presque annulé, d'autant qu'à cette époque très prochaine, les grandes villes auront institué des postes de secours et des dispensaires, d'où les malades pourront être transportés rapidement en dehors de la ville, dans les maisons de santé et les hôpitaux, la présence de vastes agglomérations de malades étant devenue un danger public dans l'intérieur des grandes villes. Paris sera sans doute la dernière ville à suivre cet exemple.

Longtemps encore l'Assistance publique, routinière, conservera ces foyers infectieux qui sont l'Hôtel-Dieu, la Charité, etc...; mais le public comprendra vite ses intérêts et, d'eux-mêmes, les malades demanderont à être transportés dans les instituts situés aux environs, en plein air. Ce progrès sera bientôt réalisé. Le médecin praticien, acculé à la nécessité de vivre sans pouvoir résister à cette concurrence invincible, sera obligé de comprendre que son rôle est fini, s'il ne change pas ses façons d'agir et s'il ne devient pas un *savant honnête*, dispensateur de morale et de conseils pratiques, et non plus un commerçant vivant d'un art suranné dont on aura de moins en moins besoin.

Le chirurgien sera sans doute attaché et payé par ces grands instituts. Mais il redeviendra ce qu'il était autrefois et ce qu'il n'aurait jamais dû cesser d'être pour le bien public : l'auxiliaire et le serviteur du médecin.

Il opérera quand le diagnostic aura été posé par le savant clinicien, et on ne verra plus ces hécatombes d'opérés inutilement ou d'estropiés volontairement. Le chirurgien ne sera plus que le couteau qui agit sous la direction savante et éclairée du médecin. Il ne sera plus l'artiste qui cherche avant tout à vivre de son art, sans souci de l'avenir de la santé de ses malades. Les malades comprendront aussi que, comme le pharmacien, le chirurgien n'est pas destiné à soigner les malades, mais seulement à exécuter les prescriptions des médecins. L'ouvrier technicien ne devant pas être exposé à la tentation si fréquente d'essayer son habileté opératoire au risque de la vie du patient.

Cette réforme qui se fait sentir et qui est presque mûre, ne tardera pas à s'opérer, malgré les obstacles qu'y apporteront tous les intéressés qu'elle ruinera. C'est ce que devront comprendre tous ceux qui, clairvoyants, voudront se maintenir à la hauteur des progrès qu'un avenir très proche promet de réaliser.

Alors le pays des *Morticoles* ne sera plus en proie à ces honteux rabatteurs qui, sous prétexte de dichotomie, font opérer des malades sans nécessité. Les célébrités médicales ne seront plus des praticiens aux prix plus élevés que les autres en raison de leurs titres, mais des savants estimés et ne quittant pas leurs études scientifiques pour s'abaisser à faire de la clientèle. L'ordre régnera dans cette profession jusque-là en anarchie et dans laquelle tout progrès était impossible, faute de quelques réformes.

L'utopie rêvée par quelques-uns des médecins rétribués par l'Etat, sera peut-être réalisée dans une certaine mesure, mais sans doute sous une forme qu'on ne peut prévoir actuellement.

Dans un avenir prochain, il est probable qu'on comprendra que le médecin n'est pas fait pour se vouer à la politique. La mission du médecin, même quand il veut étendre son influence en dehors de ses devoirs professionnels, est toute différente et plus haute. Il se diminue en se mêlant à ces compétitions de la politique. Son action doit être toute morale et non administrative. « Le médecin, qui va de la chaumière au palais et du palais à la chaumière, dit le docteur Duguet, le médecin qui est répandu partout, peut facilement se laisser entraîner dans le tourbillon de la politique, qui absorbera peu à peu le meilleur de son temps, de son intelligence et de ses forces, au grand détriment de ses malades » ; profitons de ces sages paroles qui seront des règles de conduite, règles infranchissables pour le médecin de l'avenir.

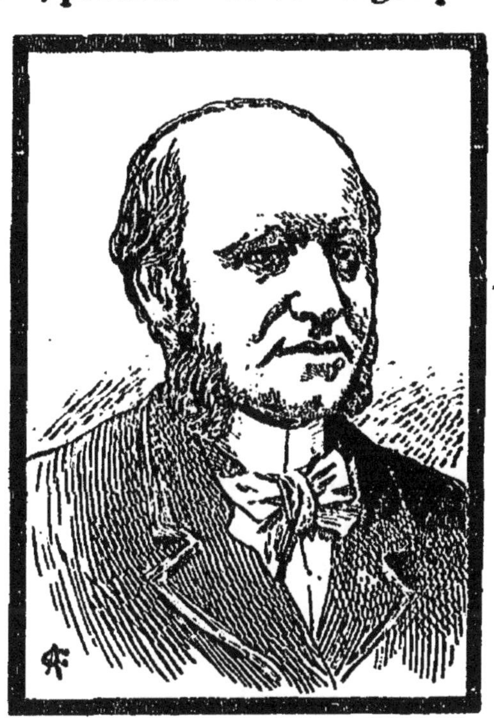

Dr Duchêne, de Boulogne (1806-1875), découvre trois maladies.

En tout cas, les professeurs destinés à instruire les étudiants seront choisis parmi les savants et non plus parmi les praticiens, surmenés par des concours inutiles. On les mettra en demeure d'opter entre l'enseignement honoré et rémunéré par les *étudiants eux-mêmes* (comme cela a lieu déjà en Allemagne) et la clientèle. On comprendra qu'un savant qui se livre à l'enseignement, doit y donner tout son temps et ne pas le partager avec les soins d'une clientèle d'autant plus accaparante que le public recherche par un préjugé vaniteux le titre de professeur chez son médecin traitant. Le public comprendra, lui aussi, qu'*en-*

seigner la médecine et *soigner* des malades, sont deux fonctions séparées et incompatibles, et qu'un excellent professeur doit faire un piteux médecin. Il sera instruit de cela par les exemples voisins des professeurs de l'Ecole de Droit, qui ne peuvent être ni avocats ni avoués, et qui considéreraient ces emplois comme une dérogation à leur dignité de professeurs.

Ces idées, qui paraissent paradoxales et utopiques, seront facilement adoptées de tous, parce qu'elles sont en rapport avec un progrès qu'on ne saurait retarder plus longtemps. Tout le monde en comprend déjà en principe la nécessité. La réforme pratique s'opérera graduellement ou fera partie des changements brusques opérés dans une révolution de nos institutions générales. Peu importe le moyen par lequel on arrivera à ces réformes, puisqu'elles doivent avoir lieu par la loi *du progrès nécessaire*.

On a beaucoup trop réduit le rôle du médecin à celui d'un ouvrier social chargé de surveiller et de soigner les maladies physiques. Imbus de ces idées un peu étroites, les jeunes gens qui se destinent à la profession médicale, ne veulent y voir qu'un gagne-pain comme un autre, un métier plus ou moins lucratif où la routine finit par rouiller les facultés de l'ouvrier intellectuel. « *Ego sum medicus, non autem formularum prescriptor,* » s'écriait avec indignation Sydenham. Sans cesse occupé d'une besogne devenue basse et méprisable par l'usage qu'il en fait et par la façon terre à terre dont il l'envisage, le médecin voit sa profession déchue du grand rôle qu'elle devrait avoir, surtout à notre époque de transformation sociale. Le médecin, non satisfait de distribuer des drogues par un mécanisme devenu chez lui presque automatique et dégagé des idées de lucre qui le préoccupent, pourrait assumer une part dans l'évolution de la société vers un meilleur devenir. Sachant s'élever par un travail cérébral personnel et original, il devrait être un colporteur d'idées saines, un prêtre laïque et un bienfaiteur psychique. Porteur de la bonne parole et excitateur d'intelligences, il pourrait ainsi remplir ce double rôle, si beau qu'il n'en apparaît pas de meilleur dans notre société contemporaine que celui de guérisseur et de moraliste.

Mais, pour ce faire, il faudrait que, changeant son objectif d'homme de commerce médical, il s'attachât à cultiver en lui les aspirations que les vulgaires préoccupations de la lutte pour la vie y ont étouffées. Le médecin de l'avenir devra être, surtout et avant tout, un philosophe, s'il veut résister à l'accablement de l'opinion publique qui tend de plus en plus à ne plus voir en lui qu'un parasite vivant aux dépens des souffrances humaines. C'est ce à quoi doivent tendre les jeunes générations médicales, si elles comprennent enfin le haut rôle qui leur est réservé.

Hélas ! il n'est que temps qu'elles le comprennent, si elles veulent garder leur prestige et même leur utilité !

« La médecine d'aujourd'hui est le carrefour de toutes les sciences. Par l'hygiène, elle touche à la politique; par les dernières études physiologiques, elle confine à la philosophie; par la pitié qu'elle suppose pour la souffrance humaine, elle devient une religion. En voilà plus qu'il n'en faut pour expliquer tant de vocations qui se déclarent aujourd'hui chez les gens du monde, jusque sur les trônes, écrit Hugues le Roux. Ce serait une besogne impie que de chercher à les décourager. Le rêve de soulager les hommes, de vivre en contact avec la douleur, est une des beautés morales qui resplendissent avec le plus d'éclat sur la face de cette génération. Mais c'est tout justement parce que l'état de médecin est *une vocation* qu'il faut l'empêcher de tomber à la dégradation, à l'angoisse d'un métier dont on ne vit pas. »

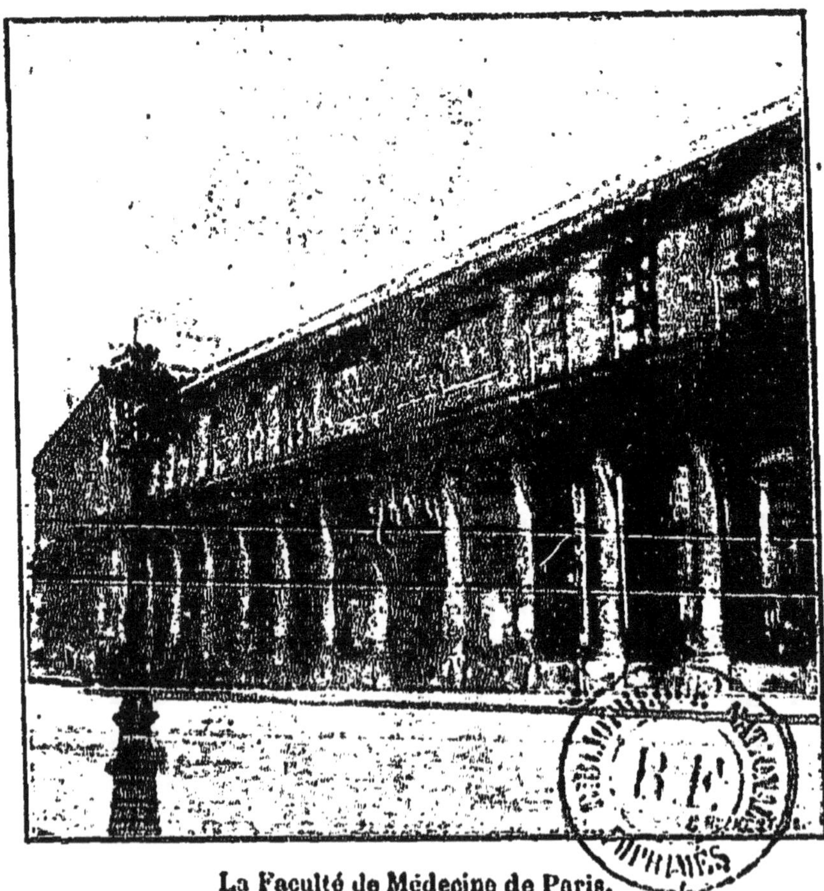

La Faculté de Médecine de Paris.

TABLE DES MATIÈRES

INTRODUCTION

BUT DE CE LIVRE. — FAUT-IL FAIRE SA MÉDECINE ? 7

§ Ier. — De la profession médicale en France. . . 10
§ II. — Rôle du médecin moderne. 25

CHAPITRE PREMIER

DES ÉTUDES MÉDICALES :

A. Des études préparatoires de l'étudiant en médecine. 39

B. Des études médicales proprement dites :. . . . 46

§ Ier. — *Enseignement obligatoire.* — Stage, travaux pratiques, etc. 56

§ II. — *Enseignement facultatif.* — Cours et enseignement oral, etc. 65

Examens et thèse de doctorat. — Matières des examens, préparation des examens, etc. . . 67

CHAPITRE II

Des concours, des prix pendant les études médicales :

Bourses de doctorat. — Externat et internat des hôpitaux de Paris. — Médaille d'or. — Concours pour les asiles d'aliénés du département de la Seine, etc. 80

CHAPITRE III

Budget de l'étudiant en médecine :

A. Prix des études médicales. 88
B. Dépenses obligatoires d'études. 89
C. Budget des dépenses indispensables à l'étudiant. 90
D. Etudiant en province. 92
E. Etudiant à Paris. 93

CHAPITRE IV

La vie de l'étudiant en médecine. 96

CHAPITRE V

Bibliothèque de l'étudiant et du médecin 102

CHAPITRE VI

Le choix d'une installation :. 115

A. Installation à la campagne. 119
B. Installation à la ville 122
C. Instruments du médecin 125

CHAPITRE VII

Du médecin qui veut voyager. 128

CHAPITRE VIII

Médecins spécialistes :

A. Du médecin accoucheur. 134
B. Du médecin des femmes 134
C. Du médecin d'enfants. 135
D. De quelques autres spécialités. 136
E. Le médecin aliéniste 137
F. Le médecin d'hôpital. 138
G. L'agrégé de Faculté. 144

CHAPITRE IX

De la vie professionnelle :

A. Rapports du médecin et du pharmacien. . . . 147
B. Rapports des médecins entre eux 148
C. Vente de clientèle 151
D. Devoirs du médecin envers son client. 152
E. Des consultations entre médecins 154

CHAPITRE X

Services médicaux publics :

A. Médecins de l'état civil. 157
B. Médecins de Bureau de Bienfaisance. 158
C. Médecins inspecteur des Écoles 159
D. Médecins de nuit 159
E. Médecins de la Préfecture de Police 160
F. Médecins de Sociétés privées 160
G. Médecins des Chemins de fer 161
H. Médecins des Omnibus 161
I. Médecins des Postes 161
J. Médecin de l'Octroi. 162
K. Médecin légiste 162
L. Médecin des Théâtres. 163
M. Femmes-médecins. 163
N. Médecin des épidémies 163
O. Médecin académicien 164

CHAPITRE XI

Statistique médicale :

A. Statistique des étudiants 165
B. Les médecins en province. 166
C. Les médecins à Paris 168
D. Statistique des honoraires médicaux 173

CHAPITRE XII

Le médecin dans l'avenir. 175

BLOC-NOTES DIÉTÉTIQUE

A L'USAGE DES PRATICIENS

PAR UN MÉDECIN PRATICIEN

TRADUIT SUR LA SEPTIÈME ÉDITION ALLEMANDE

Avec l'autorisation de l'auteur

Par le Docteur E. VOGT

Secrétaire de la Société de Thérapeutique.

Ce Bloc-Notes est composé de feuillets destinés à être détachés et à être remis ensuite au malade ou à son entourage.

LE BLOC-NOTES DIÉTÉTIQUE COMPLET est vendu au prix de 1 fr.

IL CONTIENT POUR :

1)	Epidémie de choléra	3	Feuillets
2)	Catarrhe intestinal	5	—
3)	Diathèse uratique, goutte, coliques néphrétiques et hépatiques	5	—
4)	Dyspepsie	6	—
5)	Dyspepsie acide, convalescence d'ulcère rond	4	—
6	Obésité	3	—
7)	Affections fébriles	3	—
8	Influenza	5	—
9)	Affections nerveuses	3	—
10)	Affections chroniques des reins et du cœur	4	—
11)	Phtisie pulmonaire	3	—
12)	Régime de Prochownick pour préparer un accouchement prématuré artificiel	2	—
13)	Rhumatisme chronique	3	—
14)	Blennorrhagie (sexe masculin)	6	—
15)	Diabète sucré	2	—
16)	Régime type de V. Noorden	2	—
17)	Entéroptose de Glénard	2	—

Il a paru, en dehors du Bloc-Notes complet, des Blocs séparés pour chacune des maladies ci-dessus énumérées. Chaque Bloc contenant 30 feuillets est vendu séparément au prix de 40 centimes.

LA STRUCTURE DU PROTOPLASMA
ET LES THÉORIES SUR
L'HÉRÉDITÉ
ET LES GRANDS PROBLÈMES
DE LA
BIOLOGIE GÉNÉRALE

PAR
YVES DELAGE
PROFESSEUR A LA SORBONNE

Un fort volume gr. in-8° de xvi-878 pages avec figures. Cartonné toile anglaise . . . . **24 fr.**

DARESTE (C.). — **Recherches sur la production artificielle des Monstruosités ou Essais de Tératogénie Expérimentale**, par M. Camille Dareste, Docteur ès-sciences et en médecine ; directeur du Laboratoire de Tératologie à l'Ecole des Hautes Etudes ; ancien professeur à la Faculté des Sciences de Lille, Lauréat de l'Institut. Prix : Alhumbert, 1862 ; Lacaze, 1877 ; Serres, 1890. Deuxième édition, revue et augmentée. 1 vol. gr. in-8°, orné de 62 fig. dans le texte et de 16 planches chromolithographiques. Cartonné à l'anglaise . . . . **28 fr.**

GEGENBAUR (C.). — **Traité d'Anatomie humaine.** Traduit sur la 3ème édition allemande, par Ch. Julin, professeur de la Faculté de médecine de Liége. 1 vol. gr. in-8° orné de 626 figures dans le texte, dont un grand nombre tirées en couleurs. Cartonné à l'anglaise. . . . . **35 fr.**

HERTWIG (Oscar). — **Traité d'embryologie ou Histoire du développement de l'Homme et des Vertébrés**, par Oscar Hertwig, directeur du II° Institut anatomique de l'Université de Berlin. Traduit sur la troisième édition allemande par Charles Julin. 1 vol. gr. in-8°, orné de 339 figures dans le texte et 2 planches en chromolithographie. Cartonné à l'anglaise. **16.50**

LANDOIS (L.). — **Traité de Physiologie humaine, comprenant l'Histologie et les principales applications à la Médecine pratique**, par L. Landois, professeur de Physiologie et directeur de l'Institut physiologique de l'Université de Greifswald. Traduit sur la septième édition allemande par G. Moquin-Tandon, professeur de Zoologie et d'Anatomie comparée à la Faculté des Sciences de Toulouse. 1 fort vol. gr. in-8°, orné de 356 fig. dans le texte. Cart. à l'anglaise. 32 fr.

LAUMONIER (Dr J.). — **La Physiologie générale.** 1 vol. de xvi-582 pages, avec 28 fig. dans le texte. Broché, 5 fr. Relié toile anglaise. 5.75

Forme le tome xx de la « Bibliothèque des Sciences contemporaines ».

LE DOUBLE (Dr). — **Traité des Variations du Système musculaire de l'Homme et de leur signification au point de vue de l'Anthropologie zoologique,** par le Dr Le Double, professeur d'Anatomie à l'Ecole de Médecine de Tours, Lauréat de l'Institut, membre correspondant de l'Académie de Médecine, avec une préface de E.-J. Marey, membre de l'Académie des Sciences et de l'Académie de Médecine, professeur au Collège de France. 2 volumes grand in-8°, cartonnés. . . . . 18 fr.

NICOLAS (A.) et **THIRY** (Ch.). — **Esquisses ostéologiques.** Cahier de 91 croquis facilitant aux étudiants en médecine les dessins d'anatomie, par A. Nicolas et Ch. Thiry, professeur et aide d'anatomie à la Faculté de médecine de Nancy. Brochure in-4°. 3.50

ROULE (Dr Louis). — Les formes des Animaux, leur début, leur suite, leur liaison. **L'Embryologie Comparée,** par le Dr Louis Roule, Lauréat de l'Institut (Grand Prix des Sciences physiques), professeur à la Faculté des Sciences de Toulouse. 1 vol. gr. in-8°, orné de 1014 fig. dans le texte et d'un frontispice en couleur. Cartonné à l'angl.. 32 fr.

WIETHE (Dr Théod.). — **Formulaire de la Faculté de médecine de Vienne,** donnant les prescriptions thérapeutiques utilisées par les professeurs Albert, Bamberger, Benedikt, Billroth, C. Braun, Gruber, Kaposi, Meynert, Monti, Neumann, Schnitzler, Stellwag de Carion, Ultzmann, Widerhofer. Publié par le docteur Théod. Wiethe, ancien chef de clinique à Vienne. Traduit sur la 8e édition allemande par le docteur E. Vogt. 2e édition, revue, corrigée et augmentée d'un Formulaire destiné à l'art dentaire. 1 fort vol. in-32, cartonné toile, tranches rouges, coins arrondis. . . 4 fr.

WIEDERSHEIM (R.). — **Manuel d'Anatomie comparée des Vertébrés,** par R. Wiedersheim, professeur d'anatomie humaine et comparée à l'Université de Fribourg-en-Brisgau. Traduit sur la deuxième édition allemande par G. Moquin-Tandon, professeur de zoologie et d'anatomie comparée à la Faculté des sciences de Toulouse. 1 volume grand in-8°, orné de 302 figures dans le texte. Broché, 12 fr.; cartonné à l'anglaise 13.50

PARIS. — IMPRIMERIE P. MOUILLOT, 13, QUAI VOLTAIRE. — 86851

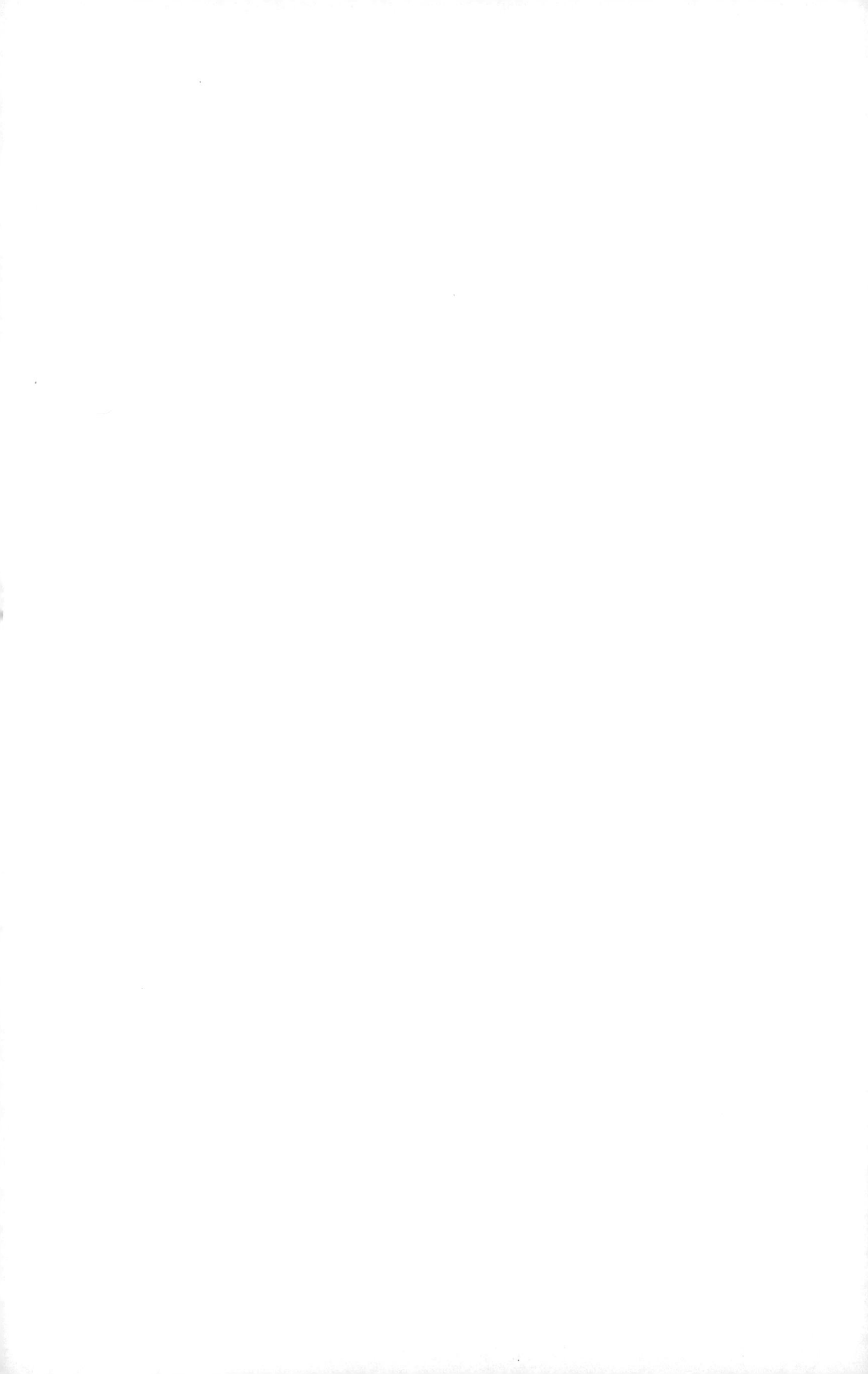

www.ingramcontent.com/pod-product-compliance
Ingram Content Group UK Ltd.
Pitfield, Milton Keynes, MK11 3LW, UK
UKHW021053230726
13926UKWH00004B/1832

9 782013 571739